Katharina Kunzmann

»Ab ins Bett!«

Eine traumhafte Reise
in die Welt des Schlafes

W0054801

GOLDMANN

Dieses Buch ist auch als E-Book erhältlich.

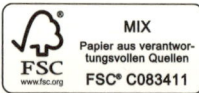

Verlagsgruppe Random House FSC® N001967

1. Auflage
Originalausgabe Oktober 2017
Copyright © 2017 by Wilhelm Goldmann Verlag, München,
in der Verlagsgruppe Random House GmbH,
Neumarkter Straße 28, 81673 München
Dieses Buch wurde vermittelt von der Literaturagentur erzähl:perspektive,
München (www.erzaehlperspektive.de)
Umschlaggestaltung: UNO Werbeagentur, München,
unter Verwendung von Motiven von FinePic®, München,
und Fotos der Autorin @ Sophie Wanninger und @ Jens Mauritz
Lektorat: Doreen Fröhlich
DF · Herstellung: kw
Satz: Uhl + Massopust, Aalen
Druck und Einband: CPI books GmbH, Leck
Printed in Germany
ISBN: 978-3-442-15935-2
www.goldmann-verlag.de

Besuchen Sie den Goldmann Verlag im Netz:

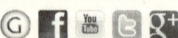

Katharina Kunzmann

»Ab ins Bett!«

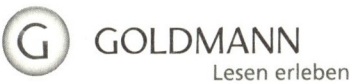

GOLDMANN
Lesen erleben

Alles über die schönste Sache der Welt.
Eine Liebeserklärung.

»Ich war schon immer eine Träumerin. Im Kindergarten, als sich die anderen Kinder unter Tränen gegen das Mittagsschläfchen sträubten, hatte ich mich bereits in der Puppenecke zusammengerollt und die Augen geschlossen. Ich konnte und wollte überall ein Nickerchen machen. Heute, zwanzig Jahre später, habe ich noch immer ein enormes Ruhebedürfnis. Aus Angst, mit mir könnte etwas nicht stimmen, war ich sogar beim Arzt. Das Ergebnis: kerngesund, nur eben eine Schlafmütze.«

Katharina Kunzmann

Für meine beiden Opas

Inhalt

7

Vorwort: »Wachrütteln«

Schlaf ist der neue Schwanzvergleich. Einziger Unterschied: Wir prahlen nicht mehr damit, wer den Längsten hat, sondern geben damit an, dass wir möglichst wenig Zeit mit Schlafen verplempern. Das gilt für Männer genauso wie für Frauen. Alle können sich, ganz gleichberechtigt, im Schlaf-Schwanzduell bekriegen: Wer hat den Kürzesten?

Morgens im Büro beginnt der Wettstreit der Giganten und Zwerge: In der Kaffeeküche erzählt die Erste, dass ihr Wecker neuerdings schon um fünf Uhr in der Früh klingelt, damit sie ihr Tagespensum auch wirklich schafft. Noch vor dem ersten Termin des Tages geht sie ins Fitness. Nicht schlecht für den Anfang. Sie hat eindeutig einen Kurzen.

Der Zweite betritt den Ring. Er plustert sich auf und berichtet ungefragt, »kaffeesüchtig« zu sein. Ihm kann keiner das Wasser zum doppelten Espresso reichen. Wenn es sein muss, schleppt er sich dank Koffein und auch trotz Jetlag frühmorgens in die Arbeit – ganz egal, ob er muss oder nicht. Respekt! Auch er hat wirklich einen ganz schön Kurzen.

Da kommt die Dritte um die Ecke. Sie verkündet mit stolzgeschwellten Augenringen, dass sie die ganze Nacht an einer Präsentation gefeilt und deshalb kein Auge zugemacht hat. Die bewundernden Blicke ihrer Kollegen sind ihr mit diesem Trumpf im Ärmel gewiss. Und eines ist nun klar: Hier haben wir unsere Siegerin! Sie hat eindeutig den Kürzesten. Dank einer komplett schlaflosen Nacht konnte sie alle übertreffen und das Schwanzduell des Tages für sich entscheiden. Applaus, Applaus! Mal sehen, wer morgen die Oberhand behält.

Aber: Muss das eigentlich so sein? Dieses Ringen darum, wer sich am leidenschaftlichsten opfert? Eben nicht. Denn unser Schlaf ist nichts, das wir möglichst schnell hinter uns bringen sollten. Oder etwas, das man einfach mal so auf ein Minimum reduzieren kann.

Schlaf ist vielmehr eine traumhafte Reise, die wir jede Nacht aufs Neue antreten dürfen. Ja, dürfen. Nicht müssen. Schlaf ist ein wertvolles Geschenk des Sandmanns und ermöglicht uns einen Ausflug in eine Welt, in der so wunderbar andere Gesetze herrschen als die, die unseren Alltag bestimmen. Eine Welt, in der alles möglich ist und in der die Stunden verfliegen – eben wie im Schlaf, wie man so schön sagt.

Während dieser Zeit sind wir ganz bei uns selbst. Unsere Muskeln lassen locker, das Gesicht ist entspannt, der Kopf frei. Im Traum können wir fremde Länder besuchen, Menschen treffen, die wir lange nicht gesehen haben, die vielleicht schon verstorben sind oder die niemals existierten. Wir können in einem Moment über das Meer fliegen, um im nächsten auf dem Gipfel des höchsten Berges zu stehen und die Aussicht zu genießen. Den Verstand einfach ausschalten und die Fantasie anknipsen.

Warum sollte man ausgerechnet darauf verzichten wollen? Auf das Zeitlose und Wunderbare?

Steigen wir doch lieber in den Nachtzug, der uns sicher durch die Nacht bringen wird. Lernen wir den Schlaf in all seinen Facetten kennen – und lieben. Spätestens am Ende unserer gemeinsamen Reise werden wir ihn wieder wertschätzen können. Denn das Bewusstsein, dass Schlaf ein wertvolles Geschenk ist, scheint uns bedauerlicherweise zunehmend abhandenzukommen.

Dass der Schlaf heutzutage oftmals viel zu wenig Wertschätzung erfährt, liegt wohl vor allem daran, dass er nicht so recht zu unserem durchgetakteten Alltag passt. Einfach mal träumen, das steht in keinem Kalender, in keinem Vertrag oder Dokument, nirgends. Und ein Nickerchen ist doch so und so nur was für Kinder oder Omas und Opas. Es passt viel besser zum Zeitgeist, immer produktiv zu sein und sich keine Auszeit zu gönnen. Und wenn, dann nur kurz, wenige Wochen im Jahr. Jeder Mensch hat jeden Tag nur vierundzwanzig Stunden Zeit. Diese sollte er »sinnvoll« nutzen. Und was, so scheinen viele zu glauben, wäre wohl sinniger als eine Aufgabe, die Arbeit, ein Auftrag? Das Motto, auf das man sich geeinigt hat: Wer pennt, verliert! Was dabei aber übersehen wird, ist, dass dieser hektische Lebensstil nicht nur die Schönheit des Schlafens und Träumens verpennt, sondern auf Dauer auch nicht gut gehen kann.

Obwohl Maschinen uns immer mehr Arbeit abnehmen, jeder über die Work-Life-Balance spricht und Sabbaticals beklatscht werden, schuften wir laut Statistischem Bundesamt immer mehr. Und wenn wir immer mehr leisten sollen oder wollen – es braucht kein Mathegenie, um das auszurechnen –, muss man an anderer Stelle etwas kürzertreten. Und dann muss oft eben die Nachtruhe daran glauben, obwohl – das geht ja schon aus dem Wort hervor – die Nacht zum Ruhen da ist. Diese einfache Wahrheit zu leugnen, sie gar zu bekämpfen, hat natürlich Folgen: Die Deutschen schlafen immer weniger, das ist bewiesen. Durchschnittlich kommen wir jede Nacht auf rund sieben Stunden und dreißig Minuten. Vor hundert Jahren waren es noch neun Stunden.

Ein gesundes Maß an Nachtruhe hat sich über Jahrtausende entwickelt und wurde von uns selbst im Laufe nur eines Jahrhunderts massiv angegriffen. Dabei gönnt sich unser Körper ja nicht aus Jux und Dollerei alle vierzehn bis sechzehn Stunden eine Auszeit. Wenn Schlaf ein komplett inaktiver und somit sinnloser Zustand wäre, hätte die Natur ihn längst abgeschafft – bescheuert ist sie nicht. Und deshalb ist es auch vermessen zu glauben, man könne diese natürlichen biologischen Prozesse einfach über Bord werfen, nur weil sie nicht mehr in unsere Tagesplanung passen. Und während wir von Natur, von Nachhaltigkeit und Achtsamkeit sprechen, strafen wir den Schlaf permanent ab. Wer ist hier der Bescheuerte?

Diese neue unnatürliche Lebensweise dürfen wir deshalb nicht auch noch in den Himmel loben und ein Schlafdefizit als erstrebenswertes Statussymbol präsentieren, wenn wir die Zeit »sinnvoller« genutzt haben, als uns ins Bett zu legen. Wir erinnern uns: Schlafentzug gleich Schwanzvergleich.

Aber warum ist das so? Der Fehler liegt auch hier, wie so oft, im Detail. Menschen, die damit prahlen, wie wenig sie pennen, verwechseln Schlafen gerne mit Faulenzen. Das ist aber ganz und gar nicht dasselbe. Faulsein, das wusste schon Pippi Langstrumpf, ist wunderschön. Schön, aber nicht überlebensnotwendig – vorausgesetzt natürlich, man ist nicht zufällig Pippi Langstrumpf persönlich. Und während Faulenzen eben »nur« schön sein kann, ist Schlaf hingegen existenziell. Fehlt er, haben wir ein Problem. Auch das lässt sich statistisch belegen: Jeder zehnte Mensch in Deutschland hat eine behandlungsbedürftige Schlafstörung. Schlafstörungen sind auf dem Niveau einer Volkskrankheit.

Ernstzunehmende und behandlungsbedürftige Erkrankungen sollen zwar nicht Thema dieses Buchs sein, aber dennoch belegt diese Zahl eindrucksvoll, dass wir hier nicht von einem banalen Randphänomen reden. Auch ansonsten kerngesunde Erwachsene leiden inzwischen nicht selten unter Schlafproblemen, trotz ausreichend Sport und gesunder Ernährung.

Jeder Zweite, auch das ist statistisch belegt, schläft häufig schlecht. Diese Menschen brauchen zwar vielleicht keine ärztliche Behandlung, so richtig rund laufen ihre Nächte aber dennoch nicht. Dass wir trotzdem unsere »Schlaflos ist geil«-Einstellung abfeiern, zeigt, dass aktuell ganz gehörig etwas schiefläuft.

Wir müssen endlich aufwachen, äh, einschlafen natürlich, und verstehen, dass es falsch ist zu denken, dass wir unseren Schlaf nach Belieben verkürzen können. Wir können nicht einfach jede Stunde, die wir nicht im Bett herumliegen, länger am Schreibtisch hocken und produktiv sein. Irgendwann werden Kopf und Körper streiken. Und wir sollten auch nicht andere Menschen unter Druck setzen, dasselbe zu tun – indem wir beispielsweise in der Kaffeeküche lautstark von schlaflosen, dafür arbeitsreichen Nächten prahlen.

Ein solches Verhalten ist nicht nur ungesund, sondern auch verdammt heuchlerisch: In anderen Bereichen unseres Lebens legen wir viel Wert auf die Natur, auf Entschleunigung, Selbstoptimierung, Gesundheit und unsere innere Ruhe: Wir gehen zum Yoga, trinken grüne Smoothies, hüllen uns in giftfreie Kleidung. Stellt man ein Bild von seinem fettfreien und kohlenhydratarmen Frühstück online, brechen die Begeisterungsstürme los, und die Facebook-Freunde lassen den Like-Button glühen. So was finden alle super.

Da könnte man doch meinen, dass auch ein Nickerchen das Potenzial hätte, beklatscht, gelobt oder wenigstens nicht argwöhnisch beäugt zu werden. Aber Fehlanzeige! Über ein erholsames Schläfchen berichtet kaum einer. Wahrscheinlich, weil sich unser Verhältnis zum Schlaf mit der Zeit komplett verschoben hat.

Im Moment lassen sich, so hat es den Anschein, genau zwei verschiedene Schlaf-Typen ausmachen, die beide nicht alle Latten am Rost haben: Für die Ersten hat sich Schlaf zu etwas entwickelt, das man unpraktischerweise hinter sich bringen muss. Ein bisschen wie Pfand wegschaffen. Nie geil, aber was muss, das muss. Diese Menschen reduzieren ihre

Schlafmenge gerne auf das absolute Minimum. Sie haben definitiv den Kürzesten und gewinnen wirklich jeden Schwanzvergleich.

Für die zweite Gruppe ist Schlaf zu einem Heiligen Gral mutiert. Man hätte ihn zwar gerne, aber er ist ganz schön schwer zu finden. Der heiß begehrte Schlaf schimmert am Horizont des Wochenendes: »Endlich wieder ausschlafen!« Freitagnachts werfen diese Menschen dann mit gut gelaunter Ansage ihren Schlaf-Wach-Rhythmus über Bord und holen sich den Schlaf, der ihnen unter der Woche fehlt. Dass erholsam und genug schlafen auch unter der Woche möglich ist, scheinen sie vergessen zu haben. Im Zwangskorsett der Arbeit und der durchgetakteten Tage haben sie verlernt, auf sich selbst zu hören. Der Wecker ist zum eisernen Begleiter geworden und raubt ihnen das, wonach sie sich doch so sehr sehnen. Auf ihrer Suche nach Ruhe greifen diese Menschen nicht selten zu Tabletten. Hauptsache pennen – egal wie. Aber auf lange Sicht ist das keine Lösung. Schlafmittel beheben nicht die eigentliche Ursache, sondern zwingen uns in die Knie, obwohl der Körper nicht bereit dazu ist. Dadurch dreht man sich weiter und weiter in der Spirale gegen den natürlichen Rhythmus.

Beide Schlaf-Typen haben sich Rituale geschaffen, die ihnen auf Dauer nicht guttun werden. Aber meist verändern sie ihre Gewohnheiten erst, wenn das Kind schon in den Brunnen gefallen ist. Also dann, wenn die Schlafprobleme da sind – und kaum noch überwindbar scheinen.

Mit diesem Buch möchte ich versuchen, unseren Blick auf den Schlaf wieder ein wenig geradezurücken. Und dieser Versuch führt uns auch zu einer dritten großen und dennoch oft übersehenen Gruppe – ein weiterer Schlaf-Typ. Es sind die Menschen, zu denen auch ich gehöre: die leidenschaftlichen Schläfer. Jene, die ihre Zeit am liebsten im Bett verbringen, die es lieben zu schlafen, und die Ruhe als schützenswertes Gut betrachten. Ja, diese Menschen gibt es wirklich. Aber nur weil es sie gibt, heißt das nicht automatisch, dass sie ihrer Passion auch nachgehen und ihre innere Schlafmütze hochleben lassen können. Viele schämen sich sogar dafür, als sei es etwas Schlechtes, etwas Falsches. Sie trauen sich nicht zuzugeben oder sich einzugestehen, dass sie viel Schlaf brauchen. Dabei wäre es besser, für sie selbst, aber auch für die Gesellschaft insgesamt. Denn je mehr Menschen ihren Schlaf einfordern, desto mehr fände das Thema Gehör. Auch für diese Menschen soll dieses Buch eine kleine Inspiration sein: seid Sandmänner! Seid Traumtänzerinnen! Ihr seid müde – und das ist gut so!

Manchmal braucht es nämlich gar nicht viel, um wieder mit seinem Schlaf-Ich in Einklang zu kommen: ein Nickerchen, und schon geht's besser. Dafür müssen wir aber endlich lernen oder uns wieder erinnern, Schlaf als das wahrzunehmen, was er ist: ein wundervoller, alltäglicher Teil unseres Lebens. Ein Teil, den wir wieder lieben lernen können, immer wieder neu entdecken dürfen und, vor allem, wieder mit voller Hingabe zelebrieren sollten – er ist es wert!

Der Schlaf begleitet mich schon mein Leben lang. Eigentlich nix Besonderes, das tut er bei jedem Menschen. Aber ich war schon immer eine extreme Träumerin, und Schlafen war, seit ich denken kann, mein Wolkenpalast. In jungen Jahren, als sich die anderen Kindergartenkinder unter Tränen gegen das Mittagsschläfchen sträubten, hatte ich mich bereits in der Puppenecke zusammengerollt und die Augen geschlossen. Ich konnte und wollte überall ein Nickerchen machen. Mein Opa erzählt heute noch gerne, wie er mich regelmäßig nachmittags vom Spielplatz nach Hause geschoben hat – schlafend auf einem Dreirad. Denn selbst dieses offensichtlich unbequeme Gefährt konnte mich nicht davon abhalten, mir das zu holen, was ich brauche: ganz viel Ruhe.

Heute, zwanzig Jahre später, hat sich daran nichts geändert. Ich habe noch immer ein enormes Ruhebedürfnis und brauche ganz viel Schlaf. So viel Schlaf, dass ich schon daran zweifelte, ob es noch mit rechten Dingen zugeht. Aus Angst, mit mir könnte etwas nicht stimmen, war ich sogar beim Arzt.

Nachdem ich meine Beschwerden geschildert hatte, sagte der Doktor zu meiner großen Verwunderung, dass ihm diese Symptome in letzter Zeit immer öfter unterkämen.

Sind die Menschen häufiger krank als früher?, fragte ich.

Mein Arzt sagte Nein – und klärte mich auf.

Es ist die eigene Wahrnehmung, die sich ändert. Durch Druck von außen denken immer mehr Menschen, dass sie nicht produktiv und aktiv genug sind, also irgendwie unnormal. Und warum? Weil wir versuchen, beim Schwanzvergleich nicht schlappzumachen, egal, ob wir können oder nicht.

Auch ich wollte mir nicht eingestehen, dass ich nicht den Kürzesten habe, hielt es für ein Zeichen der Schwäche. Ja, ich war so verblendet von all der »Schlaflos ist geil«-Propaganda, dass ich sogar dachte, ich sei ernsthaft krank. Allein die Tatsache also, dass ich zum Arzt ging, weil ich mehr schlafen wollte, als ich es in meinem Kopf für normal hielt, war völlig absurd. Dennoch wollte ich an diesem Tag, in dieser Praxis, eine Bestätigung dafür: Also nahm mir der Doktor Blut ab. Das tat weh, was ich mir aber natürlich nicht anmerken ließ. Möglichst lässig versuchte ich ihn dabei anzulächeln, was mir – seien wir ehrlich – kein bisschen gelang. Dann noch ein freundliches »Auf Wiedersehen«, und weg war ich.

Zwei Tage später waren meine Testergebnisse da, und

mit liebevoller Brummstimme stellte der Arzt folgende Diagnose: »Kerngesund – nur eben eine Schlafmütze. Und das ist völlig in Ordnung so.«

Zurück in meiner Wohnung legte ich mich erst einmal aufs Ohr. Und dann, kurz vor dem Einschlafen, fühlte ich mich glücklich und zufrieden. Ohne übertreiben zu wollen: In diesem Moment spürte ich ein Gefühl, das ich vermisst hatte. Innere Ruhe und Zufriedenheit. Endlich wusste ich, was mit mir los war. Und seitdem habe ich mich nie wieder verrückt gemacht, wenn es um meinen ausgeprägten Hang zum Schlafen ging. Warum auch? Wir müssen nicht immer auf vier Hochzeiten gleichzeitig tanzen. Einfach mal Nein sagen und sich Zeit für sich selbst nehmen, das hat noch niemandem geschadet. Im Gegenteil: Wer immer nur so funktioniert, wie es andere gerne hätten, der verliert sich irgendwann selbst.

Seit damals bin ich eine bekennende Schlafmütze. Eine Eigenschaft, die sich übrigens ganz wunderbar mit meinem Soziologie- und Philosophiestudium verbinden ließ. Aber nicht deshalb, weil alle Geisteswissenschaftler faule Träumer sind. Na ja, nicht alle zumindest. Dass Schlaf und Faulenzen unterschiedliche Dinge sind, das haben wir ja bereits geklärt. Mein Dasein als Schlafmütze ließ sich deshalb gut mit meinem Studium vereinen, weil ich mich und meine Bedürfnisse in dieser Zeit besser kennenlernte und entsprechend auch anfing, mein Schlafbedürfnis nicht mehr nur zu akzeptieren, sondern auch wertzuschätzen.

Der Arztbesuch, das weiß ich heute, war mein persönliches Aha-Erlebnis. Danach, als Studentin, fand ich immer mehr heraus, was gut für mich ist – und was nicht. Ich konnte meinen Stundenplan selbst bestimmen, dann arbeiten, wenn ich frisch und leistungsfähig war, mir aber auch ein Nickerchen gönnen, wenn ich eine Pause brauchte. Kurzum: Ich begann, nach meiner inneren Uhr zu leben, nach meinem persönlichen Schlaf-Wach-Rhythmus. Und zwar konsequent.

Ich möchte aber auch nicht verschweigen, dass es am Anfang total befremdlich war. Es war seltsam, sich aufs Ohr zu legen oder kurz die Augen zu schließen, während die Kollegen geschäftig über ihren Büchern brüteten oder fleißig in die Tasten hauten – wahrscheinlich aber auch nur deshalb, weil die anderen es nicht genauso machten. Obwohl sie – vielleicht – auch das Bedürfnis dazu gehabt hätten. Sie waren eben im Schwanzvergleich-Duell gefangen und sind es wahrscheinlich noch heute.

Grausame, aber hervorragende Lehrmeister, um meinen inneren Rhythmus kennenzulernen, waren auch wild durchtanzte Partynächte. Und zwar nicht, weil ich nicht gerne feiere. Ganz im Gegenteil! Es ist nur so, dass ich nach drei Uhr nachts einfach nicht mehr kann. Genug getanzt, getrunken, geraucht. Das Bild war stets das gleiche und ist es bis heute: Wenn meine Freunde gerade richtig heißlaufen, möchte ich ab in die Federn.

Früher, vor meinem Aha-Erlebnis beim Arzt, hätte ich mich weiter über den Dancefloor geschleppt und gezwungen lächelnd, mit den Augen auf Halbmast, an meinem Bier genippt. Aber heute gehe ich einfach nach Hause. Partybremse zu sein sehe ich inzwischen nicht mehr als Makel. Genauso wenig wie die Tatsache, dass ich so viel schlafen muss. Tatsächlich ist es sogar ein richtiges Geschenk: Wenn andere sich noch hin und her wälzen, penne ich an Ort und Stelle glücklich und zufrieden weg. Wenn ich in den Urlaub fahre, fallen mir die Augen zu, noch bevor der Fahrer die Autobahn erreicht. Und wach werde ich erst wieder, wenn der Wagen in Wien, Hamburg oder Prag angekommen ist. Freunde der Nacht, das ist doch besser als jede Zeitmaschine!

Schlaf – und ein gesundes Verhältnis dazu – liegt mir so

sehr am Herzen, dass ich sogar einen Blog zum Thema ins Leben gerufen habe. Der Titel: *diewillnurschlafen*.

Am Anfang stand dieses Vorhaben jedoch auf der Kippe: Gemeinsam mit Freunden aus der Journalistenschule diskutierten wir mögliche Blogideen. Jeder hatte noch wildere Vorschläge als der andere. Die einen wollten über aufregende Sportarten berichten, die anderen einzigartige Mode oder Rezepte kreieren, die nächsten unbekannte Länder und Orte bereisen. Man kann sich vorstellen, dass das Gelächter groß war, als ich sagte, dass ich über das scheinbar banalste Thema der Welt bloggen will: Schlaf. Aber gesagt getan, mein Schlaf-Blog war geboren. Bis heute bereue ich keine Sekunde, dass ich mir dieses Thema ausgesucht habe. Nach dem Blog ist dieses Buch der nächste Schritt.

Auf den folgenden Seiten werden wir uns vielen Fragen und gängigen Mythen rund um den Schlaf widmen. Wir werden gemeinsam herausfinden, welcher Schlaftyp wir eigentlich sind, wie viel Schlaf wir wirklich brauchen, warum es toll ist, den Längsten zu haben und welchen wilden Hormoncocktail unser Körper mixt, wenn wir uns abends hinlegen und langsam wegschlummern.

Aber wir werden auch noch etwas weitergehen und uns ungewöhnliche, spannende, auch lustige Fragen stellen – schließlich wollen wir den Schlaf in all seinen Facetten kennenlernen: Was besprechen Wissenschaftler bei einem Gähnkongress? Warum fällt es uns so schwer, im Stehen einzuschlafen? Was ist besser: mit oder ohne BH ins Bett? Und wie sehen die Träume von blinden Menschen eigentlich aus?

Lasst uns gemeinsam durch die drei Phasen des Schlafens wandeln, die Nacht für Nacht wiederkehren und die wir doch kaum kennen: Wir beginnen mit der Einschlafphase, sehen uns an, was uns wirklich hilft, um schneller zur Ruhe zu kommen – und was nicht. Im Anschluss wollen wir uns dem Schlaf selbst widmen und erkunden, warum die Nacht so geheimnisvoll ist. Und zum Schluss reiben wir uns die Augen und werden wieder wach. Was uns da wohl erwartet?

Wenn uns danach ist, unterbrechen wir diese Reise aber auch gerne, dann legen wir das Buch bitte beiseite, kuscheln uns in die Decke und schlummern zufrieden ein. Denn Schlaf ist etwas Wunderbares, etwas, das wir ehren und achten sollten.

Auf erholsame Nächte, wilde Träume und überhaupt auf die Liebe meines Lebens: den Schlaf. Gute Nacht!

1.

Einschlafen

Zu Beginn ein kleines Rätsel: Der Mensch wünscht es sich herbei, und wenn er es endlich hat, lernt er es nicht kennen. Worum geht es wohl? Die Antwort ist wohl kaum überraschend: Schlaf.

Dieses Denkspiel stammt vom Universalgenie Leonardo da Vinci: Maler, Erfinder, Visionär und Linkshänder. Und es zeigt uns nicht nur, dass das Thema Schlaf schon die größten Gelehrten der Menschheitsgeschichte beschäftigte, sondern dass Schlaf heute noch fast genauso rätselhaft sein kann, wie er es in der Renaissance war. Das liegt zweifellos in der Natur der Sache.

Denn es ist uns nicht möglich, unseren Schlaf bewusst wahrzunehmen. Jeder, der es versucht, bleibt vor allem eines: wach. Kein Wunder also, dass Schlaf ein sagenumwobener Zeitgenosse ist, obwohl wir Tag für Tag, oder besser Nacht für Nacht, aufeinandertreffen. Schlaf ist, versuchen wir es mal so, ein bisschen wie der geheimnisvolle Mysterio, der Bösewicht aus *Spiderman*, nur eben in cool – und er nimmt verdammt viel Zeit in Anspruch.

Ein Drittel unseres Lebens verbringen wir schlummernd in unseren Betten. Und dennoch ist noch nicht abschließend geklärt, warum wir überhaupt schlafen müssen. Auch unklar ist, was Schlaf eigentlich ist. Kurzum: Es gibt bis heute keine von der Wissenschaft allgemein anerkannte Erklärung für unseren faszinierenden Mysterio (also den Coolen von beiden). Aber die Forscher und Forscherinnen geben nicht auf, machen stets Fortschritte und nähern sich einer eindeutigen Bestimmung für unseren geheimnisvollen Superhelden der Nacht immer weiter an.

Die alten Griechen glaubten noch, dass Schlaf so etwas wie ein todesähnlicher Zustand sei und nannten ihn deshalb »Bruder des Todes«. Entsprechend waren auch Thanatos, der Gott des Todes, und Hypnos, der Gott des Schlafes, Brüder. Zwei meistens ziemlich fies dreinblickende Gestalten, die offensichtlich nichts zu lachen hatten. Aber Zeus sei Dank: Die Zeit der schlechten Laune ist vorbei. Und mittlerweile wissen wir doch etwas mehr über unseren Schlaf als die alten Griechen oder die Menschen zu da Vincis Zeiten. Der Schlaf, ein todesähnlicher Zustand? Weit gefehlt!

Unser Körper liegt nachts nämlich ganz und gar nicht nutzlos herum. Im Gegenteil: Er läuft auf Hochtouren. Seit der Entwicklung des »Elektroenzephalogramms«, besser bekannt als EEG, können wir nämlich Hirnströme erfassen und aufzeichnen. Und deshalb wissen wir auch, dass Schlafen ein durchaus aktiver Zustand ist.

Während des Schlafens sind verschiedene Hirnareale mindestens genauso aktiv wie im wachen Zustand. Unser Hormon- und Immunsystem ist zum Teil sogar geschäftiger als tagsüber und wehrt, während wir einfach nur daliegen und pennen, fleißig Krankheiten ab. Auch unser Gehirn ist auf Trab. Es überträgt nachts Gelerntes vom Kurz- ins Langzeitgedächtnis. Was wir lernen, lernen wir also quasi im Schlaf. Beziehungsweise verinnerlichen wir es erst richtig, während wir schlummern. Kein Wunder also, dass es selten gut geht, wenn so manche Studenten versuchen, sich den gesamten Stoff eines Semesters in nur einer Nacht ins Gedächtnis zu pressen – und dann am nächsten Morgen bei der Klausur verzweifeln, weil sie das vermeintlich Gelernte nichts aufs Papier bringen.

Früher ging man außerdem davon aus, dass Schlafende ihre Umwelt kaum wahrnehmen. Aber auch das ist nicht der Fall. Schlafende Menschen können nicht nur Informationen über die Sinnesorgane empfangen, sondern auch auf sie reagieren. Ohne es zu merken, sortiert das Gehirn diese Eindrücke nach ihrer Relevanz: Was ist wichtig? Und was belangloser Schrott? Ein gutes Beispiel sind junge Mütter, die es schaffen, beim lautesten Straßenlärm wegzudämmern, aber durch das leiseste Wimmern ihres Babys geweckt werden. Nachwuchs wichtig, Autos Quatsch. Einleuchtend! Auch wenn nun einige Autoliebhaber vor Schreck in Ohnmacht fallen: Evolutionär gesehen ist das verdammt schlau gelöst.

Unser Körper vollbringt jede Nacht Meisterleistungen, ohne dass wir groß etwas davon mitbekommen. Er ist ein bisschen wie eine alteingesessene Sekretärin in einem großen Büro, die hinter den Kulissen den Laden zusammenhält, dafür sorgt, dass Absprachen eingehalten werden, sich Termine nicht überschneiden und der Chef den besten Kaffee auf Erden bekommt. Kurzum: Ohne sie fiele der ganze Laden ins Chaos – und dafür muss man sie einfach lieben und sollte ab und an auch mal Danke sagen. Mit dem Schlaf ist das genauso.

Aber noch bevor unser Körper nachts viele fabelhafte Funktionen anschmeißen kann, müssen wir erst einmal einschlafen. Und das ist häufig schwieriger, als wir es gerne hätten.

Von Lerchen und Eulen – der richtige Zeitpunkt, um ins Bett zu gehen

Wie so oft im Leben braucht man auch fürs Einschlafen ein gutes Timing. Denn die inneren Uhren der Menschen ticken nicht gleich, das lässt sich gerade beim Thema Schlaf ganz wunderbar beobachten: Nicht jeder wird zur gleichen Zeit müde und kann zur gleichen Zeit einschlafen. Das Forschungsfeld, das sich mit dem individuellen biologischen Taktgeber beschäftigt, ist die Chronobiologie. Man könnte sie auch »die Wissenschaft der inneren Uhr« nennen.

Eine der bekanntesten Erkenntnisse dieser Wissenschaft sind die zwei unterschiedlichen Chronotypen: Der erste Chronotyp sind die Frühaufsteher, sogenannte Lerchen. Dazu gehören Menschen, die schon mit dem Sonnenaufgang die Augen aufschlagen und fit und energiegeladen – wie ein Duracell-Häschen – in den Tag starten. Am Abend sind sie dafür umso müder. Heißt im Alltag: Bis beim *Tatort* der Mörder ermittelt wurde oder die Nachspielzeit in der Champions League zu Ende ist, sind den Lerchen schon längst die Augen zugefallen.

Ganz anders beim zweiten Chronotyp, den Eulen. Die drehen erst so richtig auf, wenn der *Tatort* längst vorbei ist, und schauen sich nach dem Fußballspiel noch die Zusammenfassungen der anderen Partien an, weil sie bis spät in der Nacht wach und konzentriert sind. Am Morgen kommen sie dafür allerdings nur schwer aus dem Bett. Der Wecker klingelt einmal, zweimal, dreimal – mit terrierähnlicher Hartnäckigkeit immer gnadenlos weiter. Aber die Eulen drücken lieber noch einmal die Snooze-Taste. Und noch einmal. Und noch einmal. Und schlummern einfach seelenruhig weiter bis zur allerletzten Sekunde – danach sind Hektik und Stress natürlich vorprogrammiert. Der einzige Trost für alle Eulen: Jedem schlaftrunkenen Morgen folgt ein hellwacher Abend.

Ein guter Hinweis darauf, welcher Chronotyp man ist, ist die Frage, zu welcher Uhrzeit man isst. Lerchen haben meistens direkt nach dem Aufwachen Appetit und verputzen innerhalb der ersten halben Stunde ihr Frühstück. Käse, Wurst, Müsli – alles schmeckt am Morgen noch besser als sonst. Eine grauenhafte Vorstellung für viele Eulen, die nach dem Aufstehen keinen Bissen runterbekommen. Sie nippen höchstens müde an der ersten Tasse Kaffee und muffeln wie gewöhnlich in den Morgen. Bei ihnen ist das Mittagessen die erste Mahlzeit des Tages, wenn überhaupt. Aber warum ist das so?

Der Chronotyp wird vor allem durch ein Zusammenspiel mehrerer Gene festgelegt. Maßgeblich ist das sogenannte »Period 3«-Gen, das darüber entscheidet, ob man ein Frühaufsteher oder ein Morgenmuffel ist. Wissenschaftler der Universität von Surrey entdeckten eine kurze und eine lange Version dieses Gens und lieferten dadurch auch gleich mal wieder den Beweis, dass es eben doch auf die Länge ankommt.

Die lange Version des Period 3-Gens macht einen zur Lerche, die kurze zur Eule. Alle Menschen haben grundsätzlich zwei Versionen dieses Gens abbekommen. Sicher ist sicher. Eine wird von der Mutter und eine vom Vater vererbt. Treffen zweimal kurz oder zweimal lang aufeinander, dann ist man eine extreme Lerche oder eine extreme Eule.

Aber wer beim Thema Wahrscheinlichkeitsrechnung im Mathematikunterricht aufgepasst hat, der erkennt schnell, dass die Hälfte der Menschen sowohl eine lange als auch eine kurze Version des Gens in sich tragen, dass also die wenigsten in eine extreme Richtung ausschlagen. Wer in Mathe einfach mal die Augen zugemacht und ein wenig geträumt hat, der sei an dieser Stelle sehr gerne noch einmal daran erinnert.

Sind beide Gene, das der Lerche und das der Eule, vorhanden, besitzt man Eigenschaften beider Chronotypen. Man ist eine gemäßigte Lerche oder eine gemäßigte Eule.

Obwohl unser Chronotyp also weitestgehend genetisch bestimmt wird, lassen sich durchaus leichte Schwankungen und Tendenzen in Abhängigkeit zu unserem Alter feststellen. So sind Kinder meist Lerchen, was viele Mamas und Papas in den Wahnsinn treibt. Pubertierende Teenager sind eher Eulentypen, was Mamas und Papas mindestens genauso wahnsinnig macht. Und ältere Menschen tendieren wieder dazu, Lerchen zu sein. Aber leichte Schwankungen hin oder her: Wer genetisch ein Frühaufsteher ist, der wird es ziemlich wahrscheinlich auch bleiben. Gleiches gilt für den nachtaktiven Morgenmuffel.

Da wir nun die beiden Chronotypen kennen, wissen die meisten wahrscheinlich schon, zu welcher Kategorie sie selbst gehören. Falls nicht, kann die sogenannte »Methode der Schlafmitte« weiterhelfen: Wir notieren einfach unsere Schlafenszeiten an arbeitsfreien Tagen, also im Urlaub zum Beispiel, wenn morgens kein Wecker klingelt und wir abends so lange wach bleiben können, wie es uns in den Kram passt. Aus diesen Notizen wählen wir dann eine für uns ganz typische Nacht aus und errechnen den Zeitpunkt, an dem wir die Mitte unseres Schlafes erreicht haben. Ein Beispiel: Wer im Urlaub meistens von Mitternacht bis acht Uhr morgens schläft, dessen Schlafmitte ist um vier Uhr nachts.

Mit Hilfe dieses Mittelwertes können wir nun unseren Chronotyp bestimmen. Die Faustregel dazu ist folgende: Liegt unsere Schlafmitte vor drei Uhr nachts, sind wir eine starke Lerche. Liegt sie nach sechs Uhr, sind wir eine extreme

Eule. Irgendwo dazwischen positioniert sich die Mehrheit der Menschen. Sie sind moderate Lerchen und moderate Eulen. Tatsache ist, und da brauchen wir uns auch nichts einreden zu lassen: Keiner der beiden Typen ist besser oder schlechter. Genauso wenig wie der Tag besser ist als die Nacht oder Blondinen besser sind als Schwarzhaarige, Brünette oder ein Rotschopf. All diese Dinge sind nur unterschiedliche Seiten der gleichen Medaille und bleiben in der Summe trotzdem schlicht Tageszeiten oder eben Haarfarben. Was man bevorzugt, das ist eine Typ-Frage. Eulen und Lerchen haben einfach nur zu anderen Zeiten ihre Hochphasen, in denen sie leistungsfähig sind.

Genauso brauchen sie zu unterschiedlichen Zeiten ihre Ruhepausen und ihren Schlaf. Der Chronotyp bestimmt also nicht nur, ob wir morgens aus den Federn kommen. Sondern auch, wann der richtige Zeitpunkt ist, um ins Bett zu gehen. Nämlich dann, wenn man müde ist. Eigentlich ganz logisch, oder?

Es ist immer am gesündesten, wenn wir unserem eigenen natürlichen Schlaf-Wach-Rhythmus nachgehen. Vergessen wir Binsenweisheiten wie »Der Schlaf vor Mitternacht ist der wichtigste!« Wenn uns heute schon um einundzwanzig Uhr der Sinn nach Ruhe steht, verziehen wir uns einfach ins Schlafzimmer. Wenn nicht, dann geistern wir eben noch bis zwei Uhr morgens durch die Gegend und werden erst weit nach Mitternacht schläfrig. Das ist überhaupt nichts Schlimmes.

Ein Problem haben wir erst dann, wenn wir am nächsten Morgen nicht lang genug ausschlafen können, um uns wirklich komplett zu regenerieren. Dummerweise müssen die meisten Menschen zu einer bestimmten – frühen – Uhrzeit in der Schule oder in der Arbeit sein. Einfach kommen, wann man will, geht selten.

Der durchschnittliche Arbeits- und Schulbeginn ist bei uns aktuell so gelegt, dass die Mehrheit der Menschen bis sechs Uhr morgens schläft. Dann klingelt der Wecker. Dieser soziale Takt kommt Lerchen, die gerne früh aufstehen, ganz wunderbar entgegen. Eulen jedoch ziehen den Kürzeren. Aber selbst für moderate Eulen und Lerchen ist es kein Zuckerschlecken, um sechs Uhr morgens aufzustehen. Deshalb widerspricht der Rhythmus, der uns vornehmlich aus der Wirtschaft vorgegeben wird, wirklich jeder sinnvollen Grundlage, wenn wir ihn in Abhängigkeit zu den Erkenntnissen der Chronobiologie setzen.

Wenn die breite Masse – wirklich – ausgeschlafen und leistungsfähig in der Arbeit oder Schule erscheinen sollte, dürfte diese erst zwischen neun und elf Uhr beginnen – und der Wecker natürlich auch entsprechend später klingeln. Führen wir uns einfach mal vor Augen, wie viel Zeit verplempert wird, bis wir überhaupt mal wach genug sind, um einen klaren Gedanken zu fassen: Die meisten Eulen schleppen sich morgens ins Büro und können nicht das Gleiche leisten wie Frühaufsteher. Sie stehen herum, trinken Kaffee, ratschen. Nicht aus bösem Willen – zumindest nicht in den meisten Fällen. Sondern weil sie einfa*ch noch nicht fähig sind* zu arbeiten. Abends aber, wenn sie zur Hochform auflaufen, ist schon wieder Feierabend.

Nur ein Argument, das zweifelsohne für flexiblere Arbeitszeiten spricht. Die wären aber nicht nur für die Wirtschaft sinnvoller, sondern auch gesünder für uns, wovon wir genauso profitieren würden wie unsere Chefs und die Krankenkassen.

Zugegeben: Die Forderung nach flexibleren Arbeitszeiten klingt im ersten Moment nach Chaos und einem heillosen Durcheinander, aber das tut es nur, weil eine vorgegebene Taktung, ein fester Arbeits- oder Schulbeginn, für uns selbstverständlich geworden sind. Ohne dass es wirklich viel Sinn macht. Gerade junge Start-ups bieten ihren Mitarbeitern aber längst genau das: kommen und gehen, wann man will, solange Termine eingehalten und das Arbeitspensum geschafft werden. Auch andere Unternehmen scheinen diese Idee langsam für sich zu entdecken. Vorausgesetzt natürlich, dass dadurch keine Arbeitsprozesse gestört werden. Ein guter Anfang, aber noch lange nicht genug.

So kritisch wir in vielen anderen Bereichen mittlerweile sind, bei der Ernährung ebenso wie im Umgang mit der Natur: Ausgerechnet beim Thema Schlaf denken wir oft gar nicht darüber nach, dass da vielleicht etwas faul sein könnte. Dabei gäbe es, wie wir gerade gesehen haben, allerhand Grund, unseren Alltagsrhythmus kritisch zu hinterfragen. Schon länger wird diskutiert, ob Nachtmenschen gar kategorisch benachteiligt werden, weil ihr Rhythmus nicht zu dem der Wirtschaft passt. Leider viel zu leise. Die Folgen können weitreichend sein.

Der Chronobiologe Professor Doktor Till Roenneberg sagt, dass es zu einem »sozialen Jetlag« führt, wenn man auf Dauer gegen den eigenen Chronotyp lebt, also konstant gegen die innere Uhr ankämpft. Und dieser »soziale Jetlag« bleibt nicht folgenlos. Im Interview auf Seite 34 bringt Herr Roenneberg es folgendermaßen auf den Punkt: »Chronischer Schlafmangel macht dick, dumm und unfreundlich.« Wo er recht hat ...

Menschen, die auf Dauer gegen ihre innere Uhr leben, sind zum Beispiel viel häufiger Raucher und trinken öfter Alkohol, kompensieren den Schlafmangel also mit einer ungesunden Lebensweise. Nikotin und Alkohol haben dabei etwas von einem Methadonprogramm für chronisch Unausgeschlafene, sind also quasi Ersatzdrogen. Kippe statt Träume, Schnaps statt Snooze.

Besonders stark zeigt sich diese Wechselwirkung bei Jugendlichen, die, wie bereits beschrieben, gerne dazu tendieren, eher Eulen zu sein. Dass die Schule so früh beginnt, ist für sie besonders schlimm, denn so leben sie Tag für Tag gegen ihre innere Uhr – und der soziale Jetlag wächst und gedeiht. Je größer der Jetlag wird, desto wahrscheinlicher wird es auch, dass Menschen nach Stimulanzien greifen – zum Beispiel zu Zigaretten.

Gerade Teenager neigen dazu, Eulen zu sein, und die meisten Raucher fangen auch tatsächlich während ihrer Jugend mit dem Qualmen an. Neben dem Coolnessfaktor oder dem Gruppenzwang könnte auch die Theorie vom »sozialen Jetlag« von Professor Doktor Roenneberg eine Rolle spielen. Rauchen wäre damit aber nur eine mögliche Folge der dauerhaften Übermüdung.

Eine weitere Konsequenz bekommen vor allem die Eltern der Jugendlichen zu spüren, weil sie morgens regelmäßig auf eine Belastungsprobe gestellt werden. Der Teenager will partout nicht aus dem Bett (weil er nicht kann) oder verpasst mal wieder den Bus zur Schule (weil er auch nach dem Aufstehen einfach nicht in die Gänge kommt). Die Folge: Als gäbe es nicht schon genug zu tun, müssen sich Mama oder Papa dann auch noch hinters Steuer setzen und den schlaftrunkenen Nachwuchs zur Schule karren.

Folgerichtig wäre ein späterer Schulbeginn nicht nur für Jugendliche, sondern auch für deren Eltern eine ziemliche Entlastung. Von den Lehrern, die sich dann nicht schon morgens ärgern müssten, mal ganz zu schweigen.

Es genügt ein Blick auf die verschiedenen Schulzeiten diverser Bildungseinrichtungen, um zu erkennen, dass der Schulbeginn recht wahllos gewählt scheint. Manchmal beginnt die Schule schon um 7:45 Uhr, manchmal »erst« um 8:15 Uhr. Ein eindeutiges Zeichen dafür, dass man sich dabei nicht allzu viel gedacht hat, sondern die Zeiten eher um eine willkürliche Zeitspanne herum festgelegt wurden. Nun müssen die Schüler aber auch erst mal zur Schule kommen. Wohnen sie zum Beispiel auf dem Land und müssen morgens eine halbe oder gar dreiviertel Stunde mit dem Bus anreisen, klingelt der Wecker gerne auch schon vor sechs Uhr morgens. Für Eulen – Schüler wie Lehrer – nicht nur unangenehm, sondern eine ziemliche Folter.

Apropos Lehrer: Man weiß auch, dass Eulen schlechter in der Schule sind. Logisch, da sie erst zu späterer Stunde so richtig in Fahrt kommen. In den ersten beiden Schulstunden fallen ihnen fast die Augen zu, und ihr einziger Beitrag zum Unterricht ist das Warmhalten des eigenen Stuhls. So macht Lernen natürlich keinen Sinn. Kein Wunder also, dass sich der Schlafmangel und all seine Konsequenzen dann auch folgerichtig an den Ergebnissen des nächsten Tests ablesen lassen. Ein Teufelskreis.

Es wird also Zeit, dass wir aufhören, uns all den Weckern da draußen wehrlos auszuliefern. Dann zu schlafen, wann der eigene Körper es vorgibt, sollte keine Ausnahme und schon gar kein Luxus sein, sondern schlicht Normalität. Und jetzt los: Achten wir wieder etwas mehr auf uns. Und fangen wir damit an, nach unserer inneren Uhr zu leben – und nicht gegen sie anzukämpfen. Denn dieser Kampf ist ohnehin ein aussichtsloser.

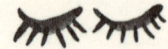 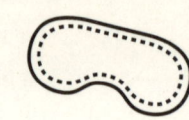

Gut geschlafen ...

... Professor Dr. Till Roenneberg?

Ein Chronobiologe erklärt, warum der Wecker ein Foltergerät ist.

Interview

Na, haben Sie gut geschlafen?
Heute Nacht war nicht so gut. Ich war zwischendurch einmal eine Stunde wach, aber das ist halb so schlimm.

Sind Sie dann am Morgen mit einem Wecker aufgestanden?
Nein, wenn ich nicht unbedingt einen Flieger erreichen muss, dann benutze ich nie einen Wecker.

Warum nicht?
Ein Wecker unterbricht einen biologischen Prozess, der ungestört ablaufen sollte. Wenn man eingreift und so den Schlaf frühzeitig beendet, dann hat das Folgen. Mittlerweile wissen wir, dass dadurch die Chancen, Krankheiten zu bekommen, drastisch erhöht werden. Ich sage oft: Chronischer Schlafmangel macht dick, dumm und unfreundlich. Deshalb gibt es wirklich überhaupt keinen Grund, warum man einen Wecker benutzen sollte.

Und trotzdem ist es für die Mehrheit selbstverständlich, mit einem Wecker aufzustehen. Warum?

Die meisten Menschen hinterfragen gar nicht, ob der Wecker ihnen guttut oder nicht. Es ist ganz klar, dass er morgens klingelt. Ich kenne das aus eigener Erfahrung: Ich bin selbst die meiste Zeit meines Lebens mit einem Wecker aufgestanden, denn erst musste ich selbst pünktlich in die Schule und dann später meine Kinder. Tagsüber müde zu sein war damals die Normalität. Aber inzwischen wissen wir eben, welche Folgen es hat, wenn man den Schlaf früher beendet, als der Körper es verlangt. Deshalb sollten wir den vorgeschriebenen Beginn von Arbeit und Schule auch kritisch sehen und die Taktung, nach der wir aktuell leben, nicht als gegeben betrachten.

Bedeutet das, jeder sollte dann aufstehen, wann es ihm passt?

Im Grunde ja. Denn es ist so, dass unsere inneren Uhren aufgrund der modernen Lebensumstände später geworden sind. Deshalb müssen wir allen Leuten erlauben, auch später mit ihrem Tag anzufangen.

Warum sind unsere inneren Uhren später geworden?

Früher waren wir tagsüber draußen und haben Tageslicht abbekommen. Und nachts war es dunkel. Unsere innere Uhr hat sich an diese Lebensweise über Jahrtausende angepasst. Aber nun verbringen wir unsere Tage in Büros und machen nachts das Licht an. Dadurch haben wir den Unterschied von Tag und Nacht stark reduziert. Und das führt dazu, dass die innere Uhr von fünfundneunzig Prozent aller Menschen später geworden ist. Bei ganz wenigen extremen Frühaufstehern wird die innere Uhr sogar früher durch die schwachen Tag-Nacht-Unterschiede.

Warum passt sich die Wirtschaft nicht einfach an diesen neuen Rhythmus an?
Der Widerstand kommt meist von den Arbeitnehmern selbst. Es ist ihnen egal, dass sie verpennt in die Arbeit kommen. Hauptsache, sie können früh nach Hause gehen. Aber das ist eine falsche Überlegung und gleichzeitig ein Hinweis darauf, dass die meisten Arbeitsplätze für die Arbeitnehmer unerträglich sind.

Was kann man tun, um die Situation zu verbessern?
Man muss Selbstbestimmung und Verantwortung fördern. So wird nicht nur die Tätigkeit an sich interessanter, sondern es gibt auch mehr Raum für Individualität. Man könnte seinen Mitarbeitern zum Beispiel erlauben, dass sie selbst entscheiden, wann sie zur Arbeit kommen. Das wäre gut für Arbeitnehmer und Arbeitgeber. Was hat ein Unternehmen denn davon, wenn die Arbeiter zwar pünktlich um acht Uhr im Büro sind, dann aber erst einmal eine Stunde Kaffee trinken und quatschen – weil sie noch gar nicht fähig sind zu arbeiten, weil sie mit dem Wecker aufgestanden sind, weil sie zu wenig Schlaf bekommen haben – und zwar chronisch zu wenig Schlaf.

Für Sie ist der Wecker also ein Symbol für Fremdbestimmung?
Der Wecker ist ein reines Machtinstrument. Früher hatte man noch nicht begriffen, dass man über die Zeit von anderen herrschen kann. Nun ist das anders, und der Wecker ist die größte Ausprägung dieser Macht. Er greift in die Individualität der Menschen ein, die nur versuchen, ihre Energie aufrechtzuerhalten. Deshalb sehe ich den Wecker als Foltergerät.

Kommen Sie selbst zur Arbeit, wann Sie wollen?
Inzwischen ja, denn als Wissenschaftler ist es doch total egal, ob man um neun, zehn oder um elf Uhr anfängt, wenn am

Ende das Ergebnis stimmt. Und in anderen Arbeitsfeldern ist das im Grunde auch so. Man muss sich von veralteten Strukturen lösen. Ein kleines Beispiel: Videotelefonie mit Skype ermöglicht es mir, mit meinen Mitarbeitern zu reden, ohne dass wir tatsächlich in einem Raum sein müssen. Und am Ende des Gesprächs ist genauso alles geklärt, ohne dass jemand zu früh aufstehen musste, um anzureisen. Auf Dauer sicher sinnvoller als lauter übermüdete Mitarbeiter, die sich aus dem Bett quälen, um pünktlich zu sein.

Ist eigentlich nicht nur chronischer, sondern auch einmaliger Schlafmangel ungesund? Zum Beispiel dann, wenn man am Wochenende mal länger ausgeht?
Sie haben doch sicher schon einmal eine Currywurst gegessen. Das ist ja auch kein Problem, wenn es eine Ausnahme bleibt. Wenn Sie aber jeden Tag Fast Food essen, dann hat das Folgen. Genauso ist es mit dem Schlaf. Einmal lange feiern gehen macht gar nichts. Nur zu! Denn durch eine Nacht mit wenig Schlaf kommt Ihr Rhythmus nicht gleich aus dem Tritt. Wenn er so leicht zu verändern wäre, dann würde die Mehrheit der Menschen ja nicht ständig gegen ihre innere Uhr leben.

Die innere Uhr – können Sie diese genauer erklären?
Es gibt auf dieser Erde vier Zeiträume: die Gezeiten, der Tag, der Mondmonat und das Jahr. Alle biologischen Uhren messen diese Zeiträume mit der Idee, dass man sie voraussagen kann. Wenn ich Ihnen die Wette vorschlage, dass morgen die Sonne aufgeht, dann werden Sie nicht einschlagen wollen, denn das ist doch eh klar. Und genau das ist der Punkt: Zeiträume sind etwas Regelmäßiges und bilden deshalb eine voraussagbare Struktur. Unsere Biologie nutzt diese Voraussagbarkeit, indem sie Uhren macht, die Zeiträume nach innen abbilden.

Warum ist das sinnvoll?

Stellen Sie sich ein Tier vor, das im Wasser lebt, seine Babys aber an der Luft gebärt. Dieses Tier muss spüren, wann Ebbe oder Flut ist, sonst stirbt es aus. Das ist ein einfaches Beispiel, zeigt aber, dass innere Uhren überlebenswichtig sein können. Beim Menschen ist die Bedeutung der inneren Uhr deutlich komplexer. Wir nutzen sie hauptsächlich, um den Tagesrhythmus zu bestimmen. Jede menschliche Zelle kann einen 24-Stunden-Rhythmus produzieren. Dieser wird wiederum mit anderen inneren Uhren im Körper abgestimmt – zum Beispiel im Gehirn, das die Fähigkeit hat, nach draußen zu gucken und zu sagen, ob gerade Tag oder Nacht ist. Diese Information gibt es dann an die Zellen weiter. Wenn wir also von einer inneren Uhr sprechen, meinen wir kein esoterisches Gebilde, sondern ein knallhartes biologisches Programm.

Vielen Dank für das Gespräch und gute Nacht.

Das hilft beim Einschlafen

Die Augenlider werden schwerer, unsere Arme und Beine ebenso – wir werden langsam müde. Auf unserem Weg ins Bett wünschen wir uns »eine gute Nacht« und hoffen, dass es auch wirklich eine gute sein wird. Ein netter Wunsch, der aber gar nicht so einfach umzusetzen ist.

Eine gute Nacht beginnt, mal ganz grundsätzlich, mit dem Einschlafen – und diese Phase ist ein ganz schönes Sensibelchen. Denn auch wenn es sich nach einer Flasche Rotwein vielleicht anders anfühlen mag: Beim Einschlafen wird nicht einfach ein Schalter umgelegt, und man pennt an Ort und Stelle weg. Einschlafen braucht Zeit. Es ist ein langsamer Vorgang, der in mehreren Stufen abläuft.

Während der Einschlafphase tauchen wir immer wieder ganz kurz in den Schlaf ein und werden wieder wach. Ohne dass wir es bewusst steuern, entspannen sich dabei unsere Muskeln. Der Impuls dafür geht vom Gehirn aus, genauer gesagt, vom Formatio reticularis, einem Areal im Hirnstamm.

Dieser kleine Kerl sendet hemmende Signale an das Nervensystem und sorgt so dafür, dass die Muckis locker lassen. Und entspannte Muskeln sind eine astreine Sache – zumindest dann, wenn wir beim Einschlafen in einem Bett liegen. Sitzen wir aber, zum Beispiel im Flugzeug oder in der Bahn, sieht es anders aus. Denn im Sitzen können gelockerte Muskeln Auslöser für eine phänomenale Unterhaltungsshow sein – zumindest für alle wach gebliebenen Mitreisenden.

Das Vergnügen beginnt in diesem Fall natürlich mit dem ersten Akt: Draußen vor dem Zugfenster rauscht die Welt vorbei. Bäume, Wiese, Wald und Feld, zwischendurch der ein oder andere Bahnhof, der wahlweise für einen Stopp gebraucht oder vom Fahrer einfach ignoriert wird, dazu kurze Eindrücke einer namenlosen Stadt. Noch sind es einige Stunden bis zum Ziel, und man kann nichts anderes machen, als nur dazusitzen und zu versuchen, sich irgendwie zu beschäftigen, damit die Zeit nicht ganz so langsam läuft. Oder man entscheidet sich – bewusst oder unbewusst – für die körpereigene Zeitmaschine. Dem ersten Fahrgast sinkt der Kopf auf die Brust. Die Slapstick-Einlage beginnt.

Wenn der Kopf beim Einschlafen sehr schnell nach vorne oder zur Seite kippt, dann ist die Unterhaltungsshow häufig auch gleich schon wieder beendet. Denn viele Menschen schrecken sofort wieder hoch, wenn ihnen buchstäblich die Kinnlade herunterklappt. Natürlich verbunden mit einem prüfenden Blick, ob auch wirklich niemand zugeschaut hat. Alles gut, hat keiner gesehen.

Der Grund, warum wir sofort wieder aufschrecken, ist ein sinnvoller Schutzreflex. Unser Körper weiß nämlich ganz genau, dass das Einschlafen im Sitzen oder im Stehen gefährlich sein kann – schließlich könnte man umfallen und der Kopf mit Vollgas auf den Boden knallen. Das gilt es doch bitte tunlichst zu vermeiden. Deshalb wird, wenn unser Körper beim Einschlafen zu fallen droht (theoretisch oder tatsächlich), gerne blitzschnell der »Hallo-Wach!«-Knopf gedrückt. Zack! Geschlafen wird jetzt nicht, weil gefährlich.

Manchmal hilft aber auch der beste Schutzreflex nicht mehr. Man pennt einfach ein, egal ob in der Bahn, im Flieger oder in der letzten Schulbankreihe. Und dann gibt es kein Halten mehr – der zweite Akt der Show beginnt: Mit dem Einschlafen entspannt langsam die Haltemuskulatur des Körpers, und der ganze müde Mensch kippt nach vorne, nach hinten oder zur Seite. Dies führt in engen Sitzreihen natürlich häufig zu (un-)erwünschtem Körperkontakt. Gerade war noch alles ganz wunderbar, und plötzlich liegt der Kopf eines Wildfremden auf unserer Schulter.

Gegen Schlafmützen auf Kuschelkurs hat unser Körper leider noch keinen Schutzreflex ausgebildet. Und wer erst einmal eingeschlafen ist, den hält nichts mehr davon ab, dem Sitznachbarn ins Ohr zu schnarchen oder auf die Jacke zu sabbern. Ganz ehrlich: Wäre da ein saftiger Sturz auf den Kopf nicht der elegantere Weg gewesen?

In unserem westlichen Kulturkreis entwickelt sich in solchen Situationen schnell eine gewisse Antipathie gegenüber dem Schlafenden. In anderen Kulturkreisen hingegen – etwa im asiatischen Raum, wo das Schläfchen zwischendurch ein ganz selbstverständliches Bild im Alltag ist – geht man damit wesentlich entspannter um und lässt es einfach über sich ergehen. Dem Schlaf zu Ehren.

In der Regel schlafen wir aber natürlich nicht im Sitzen ein, sondern liegen dabei selig in unseren Betten. Und wenn die Muskeln in dieser Schlafposition entspannen, ist auch alles fein. Wir schrecken nicht hoch, da unser Kopf auf einem Kissen liegt, und die Gefahr eines Sturzes ist auch so gut wie ausgeschlossen. Sabber- und Schnarchattacken gibt es natürlich dennoch, aber die müssen von Bettkumpanen, anders als von fremden Mitreisenden, ohne Meckern hingenommen werden: Mein Bett, meine Regeln, Baby!

Raus aus dem Gedankenkarussell

Das passiert also mit den Muskeln, wenn wir einschlafen: Sie machen sich locker. Ein relativ einfaches physiologisches Programm, das da abgespult wird. Deutlich komplexer ist die Kopfsache: Denn dass die Einschlafphase ein solches Sensibelchen ist, liegt vor allem an unserem Gehirn. Beim Einschlafen müssen nämlich nicht nur die Muskeln entspannen, sondern auch der Geist muss endlich zur Ruhe kommen. Manchmal keine leichte Aufgabe, besonders heutzutage, wo wir permanent von Reizen überflutet werden.

Es gibt Tage, beziehungsweise Nächte, an denen ist das Herunterfahren ganz besonders kompliziert und anstrengend. Häufig sind es Sorgen und Ängste, die uns wach halten. Klappt die Präsentation morgen? Wie schaffe ich es, die ganzen Rechnungen zu bezahlen? Warum ist mein Kind in der Schule nur so eine Null? Steigt mein Verein morgen endgültig ab? Und was tun, wenn Außerirdische landen? So was in der Art. Dann liegt man stundenlang in seinem Bett und starrt auf die Innenseiten seiner Augenlider. Und das kann eine echte Qual sein. Im schlimmsten Fall Nacht für Nacht.

Egal wie man sich dreht und wendet, die Sorgen und Ängste verfliegen einfach nicht. Forscher haben herausgefunden, dass die Deutschen in der Nacht von Sonntag auf Montag am schlechtesten schlafen. Besonders in dieser Nacht grübeln wir, welche Herausforderungen die neue Woche für uns bereithält, ob wir alle Aufgaben und Termine meistern werden. Solche Gedanken halten uns vom Abschalten ab.

Ebenso aussagekräftig sind die Erkenntnisse der Max Grundig Klinik im Schwarzwald, die eintausend Manager in Deutschland zu ihrem Schlaf befragte. Das Ergebnis: Chefs schlafen schlechter. Aber bevor wir uns nun ins Fäustchen lachen, weil der eigene Boss Nacht für Nacht kein Auge zubekommt, werfen wir doch einen Blick auf die Ergebnisse, die zu dieser Erkenntnis geführt haben.

Rund drei Viertel der Manager gaben an, dass sie das Büro gedanklich mit nach Hause nehmen. Ihre Arbeit begleitet sie also auch nach Feierabend – zum Teil bis spät in die Nacht. Und dieses Gefühl kennt wohl jeder.

Das Dumme daran ist, dass wir – Boss oder nicht – unsere Gedanken nicht einfach wegwischen oder umprogrammieren können. Denn der Kopf ist kein Fernseher, den wir abschalten oder leiser stellen können, und gut ist. Deshalb dürfte die Erfolgsrate jener Menschen auch ziemlich überschaubar sein, die sich vor dem Einschlafen sagen: »Ich weiß zwar nicht, ob mein Arbeitsvertrag verlängert wird, aber ich mache mir einfach mal keine Sorgen darüber« – und dann zack, weggepennt. Und das ist – leider – völlig normal.

Wenn wir in eine Gedankenspirale geraten, dann wirkt das auf unseren Geist wie Treibsand, der uns – je mehr wir dagegen ankämpfen – nur noch schneller in die Tiefe zieht. Um dieser Gedankenspirale zu entgehen, müssen wir zunächst ruhig bleiben und uns nicht noch mehr auf den negativen Gedanken oder auf den Wunsch, ihn zu vergessen, versteifen. Und dann gilt es, ein wenig Abstand zum eigenen Kopfgewirr zu bekommen.

Das alles klingt nach esoterischem Geschwafel? Vielleicht, aber es funktioniert: Wir müssen uns in diesen Situationen klarmachen, dass wir uns gerade in einer Gedankenspirale befinden. Manchmal denkt man Dinge einmal, zweimal, vierunddreißigmal und kommt doch keinen Schritt voran. Erst wenn wir kapieren, dass wir uns gerade mit vollem Anlauf in den Treibsand hineinmanövriert haben, können wir etwas dagegen tun, uns unsere eigene Rettungsleine erschaffen.

Und nun, da wir den Gedankenstrudel erkannt haben, fragen wir uns selbst: Was würde passieren, wenn wir diesen Gedanken einfach nicht mehr denken? Wird deshalb der Arbeitsvertrag verlängert? Nö! Werden wir deshalb gekündigt? Nö! Bekommen wir deshalb eine unbefristete Stelle mit monstermäßigem Gehalt, endlosen Urlaubstagen, Geschäftsauto, Boni und persönlicher Assistenz angeboten? Möglich, aber eher auch nö! Was wir danach aber sicher wissen, ist, dass es im Moment nichts bringt, sich weiter das Hirn zu zermartern. Zeit also, an etwas anderes zu denken. Am besten etwas Positives. An einen schönen, entspannenden Moment im letzten Urlaub. An einen vertrauten, liebevollen Menschen. Daran, wie wir uns fühlen werden, wenn alles so läuft, wie wir uns das wünschen, ob im Job oder privat.

Natürlich ist auch das leichter gesagt als getan. Denn Gedanken lösen sich nicht einfach in Luft auf wie der Pumuckl, wenn ein Kunde die Schreinerei von Meister Eder betritt. Sondern sie bleiben kleben. Vielleicht nicht am Leimtopf, so wie der kleine Kobold, aber in unseren Köpfen. Das Land der Dichter und Denker ist in manchen Teilen auch ein Land der Problemverdichter und Zerdenker – besonders nachts.

Hört sich gut an – Musik, Hörspiele und Co.

Aber zum Glück gibt es Hilfe für Grübler. Auswege, um den Gedankenkreisen zu entkommen. Eine Methode, die vielen Menschen hilft, ist schlicht und einfach eine Geräuschkulisse. Egal ob man Musik hört, einen Podcast anmacht oder zur guten alten Kassettensammlung greift: Hören kann beruhigend wirken.

Man liegt in einem dunklen Raum und kann einfach nur lauschen, völlig ohne Anstrengung. Besonders, wenn dabei eine Geschichte erzählt wird, ist man mit offenen Ohren dabei und vergisst vor lauter schönen Bildern, die unser Gehirn aus den Erzählungen und Märchen spinnt, die eigenen Gedanken.

Wenn wir also wieder einmal Dinge zerdenken, dann stehen wir künftig einfach auf und drücken auf Play. Das Praktische: Sich in den Schlaf dudeln zu lassen funktioniert im trauten Heim genauso wie im Hotelzimmer am anderen

Ende der Welt – und eignet sich deshalb auch ganz wunderbar als »Einschlafritual to go«.

Besonders beliebt sind Hörbücher. Oft ist darin nur ein einziger Sprecher zu hören, meist mit einer sehr angenehmen Stimme, und diese Monotonie tut beim Einschlafen gut. Es gilt: Wer sich einlullen lassen will, sollte auf Überraschungen getrost verzichten. Deshalb sollte man sich auch ganz genau überlegen, ob man »Die grauenhafte Geschichte des brutalen Axtmörders« oder »Das Haus der tausend Leichen« einlegen möchte, oder ob es nicht doch etwas sanfter und unspektakulärer zugehen darf.

Eine andere prima Einschlafhilfe sind die eigenen alten Kinderkassetten oder CDs. Denn alles, was sich vertraut anhört, hilft bei der Entspannung und lässt uns runterkommen, vor allem dann, wenn wir uns in diesem Moment in die eigene Kindheit zurückversetzt fühlen. Funfact: Aus dem gleichen Grund verteilten Polizisten im englischen Leicester eine Zeit lang Lollis – damit wollten sie die Gewaltbereitschaft unter Nachtschwärmern eindämmen. Aber das nur am Rande.

Viele Menschen greifen auch noch im Erwachsenenalter vor dem Einschlafen zu den Detektivgeschichten von »Die drei ???« oder den Abenteuern von »Bibi Blocksberg«, der kleinen Hexe. Ganz Hartgesottene wagen sich gar an die Kinderlieder von Rolf Zuckowski oder Volker Rosin: »Schlafe gut, morgen früh bist du dann ausgeruht. Dann kannst du zu deinen Freunden gehen. Die dich verstehen. Jetzt schlafe gut. Gute Nacht.«

Aber nicht nur der wohlvertraute Klang der Helden aus der Kindheit beruhigt. Die einschläfernde Wirkung von Kindergeschichten liegt auch darin begründet, dass es in den Erzählungen kaum Aufregung gibt, und wenn, dann nur in unbedenklichen Portionen.

Klar, die Fälle der »Drei ???« sind immer kniffelig und heißen nicht umsonst »und der Phantomsee« oder »und der sprechende Totenkopf«, aber eines ist gewiss: Am Ende werden die Detektive den Fall auf jeden Fall lösen. Und auch Benjamin Blümchen oder Hanni und Nanni werden ihr Abenteuer ziemlich sicher überstehen.

In all diesen Geschichten gibt es keinen einzigen Grund zur Sorge, das wissen Kinder und Erwachsene gleichermaßen. Die Folge: Man kann ganz beruhigt einschlafen und muss dafür nicht einmal das Ende kennen, weil die Helden unserer Kindheit es schon richten werden. Mit diesem Wissen wandeln wir entsprechend sorgenfrei in Richtung Traumland. Deshalb Kassette an und die Detektive, Hexen, Kobolde und Elefanten einfach machen lassen oder zuhören, was es über den Knilch in der Weihnachtsbäckerei so zu singen gibt. Wie es sich anfühlt, dass die eigene Stimme Millionen von Menschen in den Schlaf lullt, verrät uns Jens Wawrczeck, ein Sprecher der »Drei ???« im Interview auf Seite 50.

An dieser Stelle sei aber auch eine kleine Warnung ausgesprochen. In so manchen Kinderhörbuch-Fan-Foren ist eine interessante Entwicklung nachzulesen: Manche Menschen, die jahrelang mit Kinderkassetten eingeschlafen sind, können das ab einem bestimmten Zeitpunkt im Leben plötzlich nicht mehr. Nämlich dann, wenn sie eigene Kinder bekommen.

Die Erklärungsversuche scheinen logisch: Wenn einem Benjamin Blümchen stundenlang aus dem Autoradio entgegenschallt oder das Kobold-Krächzen unüberhörbar aus dem Kinderzimmer dringt, dann trägt all das nicht mehr zur Entspannung bei, wenn die Kids endlich im Bett sind und man selbst auch schlafen möchte. Spätestens nach der vierhundertdreiundachtzigsten Wiederholung zaubern einem die wilden Abenteuer der Kinderhelden kein Lächeln, sondern nur noch das blanke Grauen aufs Gesicht. Deshalb sollte man auch ganz genau überdenken, was man den lieben Kleinen zu hören gibt – zumindest dann, wenn man seine eigenen Einschlaf-Hörspiele auch weiterhin sein Eigen nennen möchte.

Die »Wir haben uns alle lieb«-Attitüde der Kinderkassetten, da brauchen wir uns nichts vorzumachen, geht vielen Menschen aber ohnehin auf den Zeiger. Sie stören sich an dem permanenten »Friede, Freude, Eierkuchen« eher, als dass es sie beruhigen würde. Aber zum Glück gibt es auch dafür ganz gute Alternativen: Spezielle Klang- oder Musik-Playlisten zum Beispiel, die extra zur Entspannung konzipiert wurden. Die findet man entweder auf Plattformen wie SoundCloud oder Deezer, aber auch auf YouTube und anderen Video-Channels. Die Auswahl ist riesig: von Vogelgezwitscher über Mönchsgesang, von Kuschelrock und Loungemusik bis hin zur Meditation. Für jeden, der sich mit Geräuschen einschläfern lassen will, ist etwas dabei. Der Musikstreaming-Anbieter Spotify führt »Schlaf« inzwischen sogar als eigenes Genre. Dort finden wir die unterschiedlichsten Playlisten mit so vielversprechenden Titeln wie »Lost in the clouds«, »Sleep calm and dream on«, »Six string peacefulness« oder »Nature sound«, wo man statt mit Musik nur mit Geräuschen aus der Natur beschallt wird.

Der beste Tipp, um die perfekte Klangkulisse für sich zu finden, ist: ausprobieren! Denn die unterschiedlichen Geräusche lösen bei jedem Menschen ein ganz anderes Gefühl aus. Für den einen ist Grillengezirpe der Inbegriff von Idylle. Der Nächste wird im Handumdrehen aggressiv, wenn die kleinen Insekten loslegen. Also überlegen wir einmal kurz: Welche Geräusche machen uns froh? Bei welchen Klängen fühlen wir uns wohl? Was weckt positive Erinnerungen? Und diese Feel-good-Geräusche spielen wir dann vor dem Schlafengehen ab – wenn es nicht klappt, ist die Stopp-Taste ja nicht fern.

Wer übrigens nicht will, dass er die ganze Nacht beschallt wird, der kann sich einen Wiedergabe-Timer stellen. Dieser ist in den meisten Stereoanlagen und auch Smartphones installiert – auch im iPhone, was die wenigsten wissen. Der Timer kann auf eine beliebige Zeit eingestellt werden. Am besten wählt man einen Zeitraum, der in etwa zehn Minuten länger ist, als man im Normalfall braucht, um einzuschlafen. Ist die eingestellte Zeit vergangen, stoppt der Timer die Wiedergabe und sorgt für Ruhe. Und das ist auch gut so: Denn wenn wir einmal schlafen, sollte es besser kaum noch eine Geräuschkulisse geben. Schon fünfzig Dezibel, das ist ungefähr so laut wie ein surrender Kühlschrank, können ausreichen, um unseren Schlaf zu stören. Und dann müssen wir das ganze Programm noch einmal von vorne abspulen.

Auch um den Bettnachbarn mit der eigenen Musik oder dem Hörbuch nicht zu stören, gibt es bereits Lösungen, die über das – meist unbequeme – Tragen von Kopfhörern beim Einschlafen hinausgehen: das sogenannte Klang- oder Hörkissen. Ein Kopfkissen mit eingebauten Lautsprechern also.

Diese Kissen haben den Vorteil, dass wirklich nur der Musikfan die Klänge zu hören bekommt. Die andere Person im Raum, die es vielleicht nicht so geil findet, wenn sie jeden Abend die Balladen von Adele um die Ohren geschmettert bekommt, hört dagegen nichts. Das Kissen kann auch dann helfen, wenn Bettnachbarn einen sehr unterschiedlichen Musikgeschmack haben oder der eine lieber Märchen, der andere lieber Detektivgeschichten lauscht. Dieses Problem wäre damit also gelöst – und nun kann man sich mit dem Partner endlich wieder über die wichtigen Dinge des Lebens streiten: Altersvorsorge, Wandfarbe, Fernsehprogramm und die Zahnpastatube.

Die Hörkissen gibt es in den unterschiedlichsten Ausführungen: mit Kabel und ohne, extra flauschig oder extra flach, kurz oder lang, mit Radioempfang oder Anschlüssen für den Mp3-Player, das Handy oder die Stereoanlage. Wer total genial und/oder bekloppt ist, der kann sich auch ein Klangkissen kaufen, das mit einem Mikrofon ausgestattet ist. Das kann man beispielsweise mit dem Handy verbinden und dann sogar im Liegen telefonieren... so bleibt man auch im Bett stets erreichbar. Ob das erstrebenswert ist, sei mal dahingestellt. Aber egal, was gefällt, die Hauptsache ist doch, dass wir uns ungestört mit Klang in den Ohren aufs Ohr hauen können.

Und noch ein kleiner Tipp: Vor einem Kauf sollten wir darauf achten, dass man das Kissen richtig sauber machen kann. Bei manchen lassen sich die Lautsprecher herausnehmen, was das Waschen in der Waschmaschine ermöglicht. Andere Modelle haben eine eingenähte Elektronik und lassen sich deshalb gar nicht oder nur per Hand waschen. Oder man bleibt einfach bei seinem geliebten Kassettenrekorder.

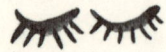
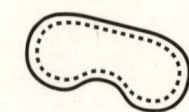

Gut geschlafen ...

... Jens Wawrczeck?

Die Synchronstimme von Peter Shaw aus der Hörspielreihe »Die drei ???« verrät, wie es ist, wenn viele die eigene Stimme zum Einschlafen finden.

Interview

Na, haben Sie gut geschlafen?
Ich leide zwar hin und wieder unter Schlafstörungen und kämpfe mit dem nächtlichen Gedankenkarussell, aber heute erwischen Sie mich frisch und munter und herrlich ausgeruht.

Viele Menschen hören jeden Abend »Die drei ???«, um einzuschlafen. Wirkt das auf Sie wie Lob oder wie Kritik an Ihrem Werk?
Weder noch. Es ist ein Phänomen, das ich schwer begreife, weil ich selbst kein Auge zutun würde, wenn ich vorm Einschlafen noch Stimmen hören müsste.

Was ist Ihrer Meinung nach der Grund für die einschläfernde Wirkung?
Der wohlvertraute Klang wohlvertrauter Stimmen. Wir ersetzen die vorlesenden Eltern.

Es gibt über hundertachtzig Folgen der drei Detektive. Wenn man, wie ich, einen Monat braucht, um eine Folge tatsächlich bis zum Ende zu hören, dann ergibt das fünfzehn Jahre im Bett mit Ihrer Stimme. Herr Wawrczeck, ich habe die längste Beziehung meines Lebens mit Ihnen gehabt.

Ich frage mich, ob unsere Beziehung so lange gehalten hätte, wenn sie die akustische Ebene verlassen und konkret geworden wäre.

Was haben Sie für ein Gefühl bei dem Gedanken, dass Ihre Stimme allabendlich durch Tausende Schlafzimmer schallt?

Eine sehr einseitige Intimität, je nach Schlafzimmer bedauerlich oder nicht.

Rund achtzig Prozent Fans der Hörspielreihe sind Erwachsene. Woran liegt das wohl?

»Die drei ???« befriedigen den unbewussten Wunsch, in die vermeintlich beschützte Welt der Kindheit zurückzukehren.

Und was schätzen Sie: Wie viele Erwachsene, die Ihre Hörspiele zum Einschlafen abspielen, haben auch nur eine Folge wirklich bis zum Ende gehört?

Ihre Frage lässt vermuten, dass es wenige sind.

Seit fünfunddreißig Jahren leihen Sie dem zweiten Detektiv Peter Shaw Ihre Stimme. Träumen Sie manchmal nachts von Rocky Beach oder lösen Sie im Traum rätselhafte Geheimnisse?

Um Himmels willen, nein! Ich träume höchstens von meinen Edition Audoba-Hörbüchern, meinem ersten Gesangsalbum »Lost in Filmsongs«, meinem nächsten Theaterprojekt und davon, dass man aufhört, mich auf Peter Shaw einzugrenzen.

Hören Sie selbst ab und an ein Hörspiel zum Einschlafen?
Nie.

Was lässt Sie dann gut schlummern?
Ein gutes Buch.

Haben Sie dennoch einen Hörspiel-Geheimtipp auf Lager, der im besten Sinne absolut zum Einschlafen ist?
Im Gegenteil. Ich bin für absolute Stille im Schlafbereich. Ich greife sogar zu Ohrstöpseln. Aber wie sagt der Kölner? Jeder Jeck is anders.

Vielen Dank für das Gespräch und gute Nacht.

ASMR – Orgasmus für das Gehirn

Ein weiterer, etwas weniger bekannter Weg, um den eigenen Gedanken zu entkommen, ist ASMR. Noch nie gehört? Dann sollten wir das gleich mal ändern! Denn ASMR wird von Fans auch als »Orgasmus für das Gehirn« beschrieben. Und gegen ein paar mehr Höhepunkte im Leben ist ja schließlich nichts einzuwenden.

ASMR ist die Abkürzung für »Autonomous Sensory Meridan Response« und beschreibt das Phänomen, dass sogenannte Trigger bei dafür empfänglichen Menschen tolle Effekte auslösen können. In ASMR-Videos und -Tonaufnahmen etwa, die man beispielsweise auf YouTube findet, gibt es Flüsterstimmen, leise Kratzgeräusche oder raschelndes Papier zu hören. Diese Geräusche lösen bei manchen Menschen eine Form von Gänsehaut aus, ein angenehmes Kribbeln unter der Kopfhaut, das sich ähnlich wie ein Orgasmus anfühlen kann. Wie und warum ASMR genau funktioniert, darüber gibt es noch keine eindeutigen wissenschaftlichen Erkenntnisse. Im Interview mit Hypnotiseur Olf Stoiber auf Seite 69 versuchen wir, der Sache etwas näherzukommen.

Allerdings springt nicht jeder Mensch auf ASMR an. Nur wer zu den »Ohrgamusjüngern« gehört, kann sich von Höhepunkt zu Höhepunkt flüstern lassen. Deshalb einfach mal testen. Denn ASMR-Fans empfinden bei den Geräuschen eine tiefe Entspannung und fallen zum Teil in einen tranceartigen Zustand – und schlummern umso leichter ein.

Das ASMR-Phänomen mag auf den ersten Blick ein wenig seltsam klingen, ist aber völlig unbedenklich. Denn die Entspannung ist wahrscheinlich nur eine neurologische Reaktion, die bereits in frühester Kindheit veranlagt wurde. Säuglinge und Kleinkinder kann man durch Streicheln und sanfte

Berührungen beruhigen. Und dabei entstehen Geräusche wie das Rascheln der Haare oder wie beim Fahren über die Kleidung oder Haut. Manche Babys lassen sich sogar liebend gern von Staubsaugerklängen einlullen! Als Erwachsener kann man auf diese Prägung zurückgreifen und die Entspannung durch ähnliche Auslöser wieder herbeiführen. Deshalb gleich mal bei YouTube den Suchbegriff ASMR eingeben und in den Schlaf flüstern lassen.

Rituale zum Einschlafen

Wem diese Einschlafhilfe ein bisschen zu abgedreht anmutet, der kann natürlich auch auf die guten alten Hausmittel zurückgreifen. Allen voran der Star am leuchtenden Einschlafhilfe-Himmel: das Glas warme Milch. Schon Oma wusste, dass das hilft, und recht hatte sie: Denn Milch enthält Melatonin, auch bekannt als Schlafhormon.

Dieses Hormon ist dafür zuständig, den Tag-Nacht-Rhythmus des Menschen zu steuern und wird, unter anderem, in der Zirbeldrüse gebildet. Die kleine Drüse im Zentrum des Gehirns wandelt bei Dunkelheit das am Tag, also bei Licht, gebildete Serotonin, auch bekannt als Glücks- oder Wohlfühlhormon, in Melatonin um. Und durch diesen Vorgang macht die Drüse Meldung, dass nun Schlafenszeit ist. Das Melatonin wirkt wie ein natürliches Beruhigungsmittel.

Passionierte Milchmädchen und -jungs können sogar noch einen Schritt weitergehen und sogenannte »Nachtmilch« trinken, die man online oder manchmal auch in Apotheken bekommt, vor allem in Pulverform. »Nachtmilch« stammt von Kühen, die, man ahnt es schon, nachts gemolken wurden. Angeblich enthält diese Milch deshalb mehr Melatonin und macht entsprechend viel schneller müde. »Nachtmilch« ist allerdings extrem teuer, und viele Experten bezweifeln ihre Wirkung. Auch von »Schwindel« war schon die Rede.

Es gibt auch Forscher, die der Meinung sind, dass ein Glas Milch sowieso nur einen psychologischen Einschläferungseffekt hat, egal, ob die Kuh tagsüber oder nachts gemolken wird. Denn die Dosierung des Schlafhormons Melatonin in der Milch sei viel zu gering, als dass es das Einschlafen messbar beschleunigen könnte, so die Kritik. Das soll uns aber nicht weiter stören. Denn am Ende gilt doch immer: Hauptsache, es funktioniert. Und wer das allabendliche Glas Milch ritualisiert, dem wird es auch dauerhaft beim Einschlafen helfen.

Denn dem Körper helfen Rituale, die sich immer wiederholen, dabei abzuschalten. Es muss nicht zwingend die Gute-Nacht-Milch sein, auch ein kurzer Abendspaziergang oder Tagebuch schreiben können helfen. Für die Briten zum Beispiel heißt vor dem Schlafengehen noch einmal: It's teatime! Es mag nach einem Klischee klingen, aber etwa die Hälfte aller Briten schwört auf ihr Tässchen Tee vor dem Zubettgehen – na dann, wohl bekomms! In den USA wiederum geht es zur Abendstunde eher fromm zu. Vor dem Schlafen spricht die Hälfte noch ein Gebet. Auch so können Rituale aussehen.

Für manche wiederum wirkt ein Bad oder eine warme Dusche vor dem Schlafengehen wahre Wunder. Wärme hilft beim Entspannen, was besonders Frauen zu schätzen wissen. Denn im Schnitt hat sie viel häufiger kalte Füße als er. Das liegt daran, dass Frauen in der Regel weniger Muskeln und Körpermasse haben und deshalb insgesamt weniger Wärme produzieren. Auch ein niedrigerer Blutdruck, zu dem Ladys häufiger neigen als Gentlemen, trägt dazu bei, dass Füße und Hände zu Eisklumpen mutieren.

Um einen erschrockenen Schrei von der Person zu vermeiden, an der man versucht, die Eissohlen zu wärmen, ziehen viele Frauen im Bett warme Socken über. Etwa ein Drittel schwört auf Bettsöckchen – nicht nur im Winter. Aber natürlich gilt das nicht nur für Frauen. Manchmal haben auch Männer ihre Probleme mit fröstelnden Füßen – und ernten beim eiskalten Kuschelversuch auch schon mal ein lautes Quietschen. Deshalb gilt für alle Frostbeulen ab jetzt strikte Sockenpflicht! Denn auch wenn sie als Liebestöter gelten – das Überstülpen von warmen Bettsocken kann ein herrliches Einschlafritual sein. Es ist einfach umzusetzen und doch so wirkungsvoll. Denn sorgfältig verpackt und mit wohlig warmen Füßchen geht es viel leichter ab in Richtung Traumland.

Und nun keine falsche Scheu, auch mal ein Thema anzusprechen, das sonst meist unter der Bettdecke im Verborgenen bleibt: Auch Masturbation oder Sex machen müde – besonders Männer. Nach dem Orgasmus berichten viele Herren der Schöpfung gar von einer Art Schlafattacke, die sie ganz plötzlich übermannt. Es gibt dann nichts mehr, was sie wach halten kann – geschmust wird nun nicht mehr, sondern nur noch gepennt. Das Schläfchen nach dem Schäferstündchen ist jedoch keine gefühllose Reaktion der Männer, sondern eine natürliche Konsequenz, die sie nicht beeinflussen können. Beim Sex kommt der Körper voll auf Touren. Der Blutdruck steigt, und ein wilder Hormonmix wird ausgeschüttet. Allerdings passiert das bei Frauen und Männern in einem unterschiedlichen Tempo. Die Damen benötigen deutlich mehr Zeit, um in Stimmung zu kommen. Ihre Erregung baut sich langsam auf und klingt auch nach einem Höhepunkt noch weiter nach. Anders bei den Männern, die von jetzt auf gleich voll in Fahrt sind. Und genauso schnell wie die Erregung im Kopf und in den Lenden nach oben schnellt, fällt sie im Anschluss auch wieder ab. Hatte er einen Orgasmus, dann ist es, als würde man einen Schalter umlegen. Die Erregungskurve rauscht in den Keller wie die Börsenkurse am schwarzen Freitag. Wo eben noch Anspannung war, ist nun nur Entspannung und Schläfrigkeit. Dieses Gefühl kennen rund achtzig Prozent der Männer, während nur etwa die Hälfte der Frauen das Bedürfnis hat, sofort einzuschlafen, nachdem sie einen Höhepunkt hatte. Warum sollte man sich diesen körpereigenen Schlaf-Schalter also nicht zu Nutzen machen und ihn zum allabendlichen Ritual erklären? Ein Happy End kann uns flott ins Land der Träume katapultieren. Viel Spaß!

Sportlich, sportlich

Warm wird uns aber nicht nur unter der Dusche, mit dicken Kuschelsocken oder durch intime Berührungen, sondern auch durch Bewegung. Und noch ein Vorteil: Wer einen aktiven Tag hat und Sport treibt, dem fällt es abends leichter einzuschlafen.

Amerikanische Forscher untersuchten in einer Studie den Zusammenhang von Sport und Schlafqualität. Hierfür wurden mehr als 2.600 Frauen und Männer im Alter zwischen 18 und 85 Jahren in zwei Gruppen unterteilt. Die erste Gruppe war die der sportlich Aktiven. Sie bewegten sich mindestens zweieinhalb Stunden pro Woche. Die anderen waren in der Kontrollgruppe und machten sich, wissenschaftlich angeordnet, einen faulen Lenz.

Schnell zeichnete sich ein Ergebnis ab: Die Sportskanonen fühlten sich tagsüber deutlich wacher und schliefen abends schneller ein. Eine gravierende Veränderung zeigte sich auch bei der Schlafqualität. Im Vergleich zur Kontrollgruppe verbesserte sich die Qualität des Schlafes um sagenhafte fünfundsechzig Prozent. Ein klarer Fall also: Sport fördert guten Schlaf. Das Training war schließlich anstrengend, und danach holt sich der Körper, was er braucht: Ruhe und Zeit für die Regeneration. Und am besten funktioniert das Aufladen der ausgepowerten Batterien eben während einer guten Nacht. Besonders Menschen mit Schlafstörungen können ein regelmäßiges Work-out als Therapie nutzen.

Aber Halt – nicht voreilig zu den Joggingschuhen sprinten und sofort loslegen. Es gibt nämlich ein paar Punkte, die es zu beachten gilt, wenn wir Sport als Einschlafhilfe nutzen möchten.

Denn Bewegung bedeutet immer auch Aufregung für den Körper. Und Aufregung hält wach. Wer also ruhig schlafen will, muss den richtigen Zeitpunkt, die ideale Intensität und eine geeignete Art des Trainings wählen. Für den richtigen Zeitpunkt gibt es eine Faustregel: Je mehr Zeit zwischen Training und dem Zubettgehen liegt, desto besser wird man schlafen.

Wer die Möglichkeit hat, der sportelt also am besten am Morgen. Ein Vorschlag, den »Lerchen« lieben werden, der aber für alle Menschen mit dem Chronotyp »Eule« schlimmer kaum sein könnte. Eulen können auch zu anderen Tageszeiten laufen gehen. Insgesamt sollten Menschen, die Schwierigkeiten beim Ein- und Durchschlafen haben, aber darauf achten, dass sie etwa fünf Stunden vor dem Schlaf nicht mehr sporteln.

Für alle anderen sind auch Trainingseinheiten später am Abend möglich. Toll für Berufstätige, die nach dem Job noch schnell eine Runde im Fitnessstudio vorbeischauen wollen. Aber alle jene, die eher abends zu Hochtouren auflaufen, sollten trotzdem eine Pause zwischen Aktivität und Ruhe einplanen. Deshalb immer darauf achten, dass mindestens eine, besser zwei Stunden zwischen dem Sport und dem Zubettgehen liegen – sonst liegt man höchstwahrscheinlich mit wummerndem Puls in den Federn und bekommt kein Auge zu.

Aber nicht nur auf die richtige Uhrzeit kommt es an. Der Schlaf wird auch durch die Intensität des jeweiligen Sports beeinflusst. Klar: Wer seinen Puls beim High-Intensity-Training so richtig auf Touren bringt, der braucht länger, um zur Ruhe zu kommen, als derjenige, der entspannt aus der Yogastunde rausschlendert. Eine weitere Faustregel ist deshalb: Je anstrengender der Sport ist, desto länger braucht der Körper, um gut in den Schlaf zu finden. Auch deshalb sollten wir versuchen, lieber morgens unser Sprinttraining zu absolvieren als am Abend. Im Umkehrschluss bedeutet das aber auch, dass man weniger anstrengende Aktivitäten, wie zum Beispiel einen Abendspaziergang oder sanftes Nordic Walking, auch noch relativ kurz vor dem Schlafengehen ganz beruhigt angehen kann: Ausreden gibt's also keine!

Neben Zeitpunkt und Intensität spielt auch die Sportart selbst eine Rolle. Denn nicht jede Sportart eignet sich, um das Einschlafen und den Schlaf zu verbessern.

Den besten Einschläferungseffekt hat Ausdauersport. Wer joggt, mit dem Rad fährt oder schwimmt und dabei Körper und Kreislauf untertags so richtig in Schwung bringt, der wird am Abend sicher gut schlummern. Kraft- und Muskeltraining haben im Vergleich den geringeren Effekt auf den Schlaf. Natürlich soll das niemanden davon abhalten, seine Muckis zu stählen, aber wenn man Sport betreibt, um seine Schlafqualität zu fördern, dann ist Konditionstraining deutlich effektiver.

Gut zu wissen ist auch, dass Sportarten, bei denen es um Sieg oder Niederlage geht, wie beim Fußball, Volleyball oder Squash, grundsätzlich mehr Aufregung für Körper und Geist bedeuten. Wer bei einem Wettkampf gegeneinander antritt, will natürlich gewinnen, ist hoch konzentriert und deshalb auch angespannt. Die Folge: Es dauert noch länger, bis man wieder zur Ruhe kommt. Deshalb könnte man das Fußballturnier mit den Kumpels auch mal auf den Sonntagvormittag verlegen, statt immer nur am Abend zu zocken. Auf diese Weise wären all die Kicker zur Schlafenszeit nicht mehr ganz so stark unter Strom und würden nicht aufgekratzt unter die Decke schlüpfen. Und noch ein Tipp: Nehmen wir es locker! Schon klar, dass es bei jedem Fußballspiel immer auch um die Ehre geht und das Motto oft lautet: »Mal gewinnt man, und mal verlieren die anderen«. Aber es steht eben auch eine gute Nacht auf dem Spiel, wenn man sich beim Einschlafen noch über eine Niederlage aufregt oder darüber nachdenkt, dass man ausgerechnet in der spielentscheidenden Szene nicht ganz bei sich war. Das lässt sich im Nachhinein sowieso nicht mehr ändern. Und gibt es denn ein besseres Trostpflaster als einen guten, erholsamen Schlaf? Eben.

Schnitzelkoma – wie Essen den Schlaf beeinflusst

Currywurst mit Pommes, Gyros, Cheeseburger: Die Auswahl an Kantinenklassikern, die einen ohne Umwege ins Fresskoma befördern, ist groß und mächtig. Kaum hat man aufgegessen, will man sich am liebsten sofort neben dem Chefkoch zusammenrollen und ein kurzes Nickerchen machen. Aber nicht nur nach dem Mittagessen übermannt einen gerne die Müdigkeit. Auch nach einem reichhaltigen Abendbrot sackt man nicht selten kraftlos auf dem Sofa zusammen und möchte nur noch die Augen schließen. Essen macht megamüde.

Bleiben wir zunächst beim Mittagessen mit den Kollegen: Auf dem Weg von der Kantine zurück ins Büro reift einmal mehr die bedrückende Erkenntnis, dass dort – leider, leider – kein Bett auf einen wartet, nicht mal ein Sofa, sondern nur ein großer, fieser Schreibtisch, jede Menge E-Mails und tonnenweise Papierkram. Und während man so vollgefressen und müde und nun auch ein bisschen enttäuscht vor sich hinschlendert, schmeißt irgendein Kollege eine von vielen Erklärungen in die Runde, was es mit dem Fresskoma, auch bekannt als Schnitzelstarre, auf sich hat: Angeblich, erzählt er, strömt unser ganzes Blut nach dem Essen in den Bauch, weil dort nun alle Kräfte gebündelt werden, um für die Verdauung gewappnet zu sein. Der Magen ist in diesem Moment der »place to be«. Und dieser Kraftakt sei, so der Kollege, derart immens, dass keine Energie mehr übrig bleibt, um zu denken oder aktiv zu sein. Aha.

Aber tatsächlich, diese Erklärung stimmt – zumindest in Teilen. Richtig ist, dass die Verdauung sehr viel Energie verbraucht. Dass dabei aber all unser Blut in den Bauch strömt, ist zum Glück falsch. Unser Blut ist und bleibt auch während des Verdauungsprozesses in allen anderen Körperregionen auf Achse – sonst hätte so ein Mittagessen weitaus schwerwiegendere Folgen als nur ein wenig Schläfrigkeit. Grundsätzlich ist die Theorie des hohen Energieverbrauchs aber nicht verkehrt. Man müsste sie nur noch ein wenig ergänzen. Denn ein wichtiger Punkt fehlt: der Einfluss unserer Hormone – den Dirigenten unseres Alltags.

Besonders entscheidend für die Erklärung eines Fresskomas ist die Produktion von »Orexinen«. Das Wort »orexi« stammt aus dem Griechischen und bedeutet »Appetit« – ein ziemlich deutlicher Hinweis darauf, was diese Hormone in unserem Körper steuern. Orexine können aber noch mehr. Sie beeinflussen auch unseren Schlaf-Wach-Rhythmus. Und aus genau diesem Grund sind sie das fehlende Bindeglied bei der Erklärung, warum satt und müde so eng miteinander verbunden sind.

Denn es ist so: Hunger hält uns wach. Das ist ein ziemlich praktisches evolutionäres Erbe. Wenn der Magen anfängt zu knurren, muss man sich auf Nahrungssuche begeben. Und das funktioniert in der Regel deutlich besser, wenn man dabei nicht schläft. Wer große Beute erlegen wollte, der musste schnell, kräftig und leistungsstark sein. Getreu dem Motto: Der frühe Höhlenmensch fängt das Mammut. Zu müde zur Jagd? Ein absolutes No-Go!

Zur Ruhe kommen und gemütlich in der Steinzeithöhle abhängen war erst wieder erlaubt, wenn man nicht mehr Gefahr lief zu verhungern. Hatte man sich aber vollgegessen und war ein satter und zufriedener Höhlenmensch, konnte man auch mal pausieren. Diese Ruhe- oder Schlafphase brauchte der Körper auch, denn nach einer anstrengenden Jagd musste er sich ja erholen.

Die inaktive Phase nach dem Essen hatte aber gleich noch einen zweiten Vorteil: Der Körper konnte sich voll darauf konzentrieren, auch wirklich jeden verwertbaren Nährstoff aus dem leckeren Mammut herauszufiltern und aufzunehmen. Nichts sollte dem Verdauungsprozess im Wege stehen. Nahrung war schließlich ein rares Gut.

Ganz anders heute: Unsere Nahrungssuche beschränkt sich zunächst nur auf den gar nicht mal so anstrengenden Gang zum Kühlschrank. Sind wir dort nicht erfolgreich, führt uns unsere Jagd aber auch nur maximal in den nächsten Supermarkt. Und der ist bekanntlich völlig ungefährlich, auch, wenn manch einer gerne derart euphorisch marinierte Steaks oder Spareribs nach Hause trägt, als hätte er sie gerade in einem Kampf auf Leben und Tod erlegt. Nicht nur hier lässt sich eine interessante Parallele zu unserem Mammut jagenden Höhlenmenschen erkennen, sondern auch im Körper, wo immer noch Hormone Rückmeldung geben, ob man satt ist oder nicht.

Werden viele Orexine hergestellt, hat man Hunger. Wird die Ausschüttung der Hormone gehemmt, ist man satt. Da

Orexine, wie bereits beschrieben, aber eben auch Einfluss auf den Schlaf-Wach-Rhythmus haben, sind in unseren Körpern das Sättigungsgefühl und die Müdigkeit eng miteinander verbunden. Das war in der Steinzeit sehr nützlich und ist jetzt, wenn wir wieder einmal ins Fresskoma fallen, na ja, eher lästig.

Da aber eben nicht nur satt und schläfrig, sondern auch munter und hungrig aneinandergekoppelt sind, ist es keine gute Idee, mit komplett leerem Magen ins Bett zu steigen. Wer vor dem Einschlafen so richtig Kohldampf hat – nicht zu verwechseln mit kleinen Gelüsten und Appetit auf Schokolade oder Chips! –, der macht auch kein Auge zu. Aus genau diesem Grund ist die Kinderbestrafung »ohne Abendbrot ins Bett« auch totaler Unfug. Außer man möchte damit erreichen, dass die lieben Kleinen den ganzen Abend über wach bleiben und weitere Dinge anstellen können, für die man sich dann eine neue Strafe ausdenken muss. Wie anstrengend.

Und was ist abends zu empfehlen? Viele Ernährungswissenschaftler sind der Meinung, dass kohlenhydrathaltige Speisen wie zum Beispiel Nudeln, Kartoffeln oder Vollkornprodukte die Orexinherstellung schneller hemmen als eiweißhaltiges Essen – und uns deshalb auch schneller müde machen. Lebensmittel mit viel Eiweiß sind beispielsweise Fleisch, Fisch, Soja oder Eier. Wer schnell schlafen will, sollte davon die Finger lassen.

Um den Schlaf zu fördern, sollte man abends also am besten eine leichte Mahlzeit mit Kohlenhydraten zu sich nehmen. Kurz vor dem Zubettgehen ist sogar ein klitzekleiner Snack erlaubt, ein Stück Schokolade zum Beispiel. Klingt himmlisch? Ganz recht. Was an dieser Stelle aber nicht unerwähnt bleiben darf: Niemand hat gesagt, dass sich schlafförderndes Essverhalten nicht auf der Körperwaage bemerkbar macht. Nur damit wir uns nicht missverstehen.

Kaffee – Fluch und Segen

Unser Essen kann also Einfluss auf unseren Schlaf haben. Naheliegend ist es daher, darüber nachzudenken, ob man auch beim Trinken danebengreifen und so seine Nachtruhe aufs Spiel setzen kann. Und natürlich – man ahnt es schon – gibt es auch Getränke, die einen die Nacht kosten können.

Viele Menschen gönnen sich jeden Tag ihren geliebten Kaffee, oft gleich zwei oder mehrere Tässchen im Laufe des Tages. Der Genuss ist geradezu ritualisiert: einen nach dem Aufwachen, einen weiteren nach dem Mittagessen oder nachmittags mit den Kollegen, vielleicht auch abends, nach einem ausgiebigen Essen und gerne in geselliger Runde.

Kaffee steht, nach Wasser und Saft und – entgegen aller Klischees – noch vor Bier, auf Platz drei der beliebtesten Getränke der Deutschen. In Österreich und in der Schweiz ist es ähnlich. Dieser Triumph liegt jedoch nicht nur am Geschmack, sondern auch an dem, was in ihm steckt: Koffein heißt das Zauberwort. Dieser Stoff macht Kaffee erst zu dem, was wir an ihm schätzen: Er ist ein ganz herrlicher Muntermacher.

Koffein ist natürlicher Bestandteil der Kaffeebohne. Wenn wir uns ein Tässchen Espresso oder einen Cappuccino genehmigen, nehmen wir das Koffein in unserem Körper auf, wo es auch rasch zu wirken beginnt.

Im Gehirn gibt es Rezeptoren, an die die körpereigene Substanz Adenosin andocken kann. Adenosin wirkt beruhigend und ist im Gehirn unter anderem für das Einschlafen zuständig. Koffein ist sein Gegenspieler, der Joker zum Batman, der Antagonist, der ihm mit geschickter Tarnung einen Strich durch die Rechnung macht und Gotham City, alias unseren Körper, so auf Trab hält.

Koffein hat eine ganz ähnliche Form wie Adenosin und kann unbemerkt den Doppelgänger mimen. Also in etwa so, als würde sich der Joker ein Batman-Kostüm überstreifen und in der Folge ganz schön Ärger machen. Weil sich Koffein und Adenosin so ähnlich sind, kann Koffein an dieselben Rezeptoren wie das Adenosin im Gehirn andocken – und diese einfach besetzt halten. Es hebelt also quasi die Wirkung der körpereigenen Substanz aus. Ein hinterlistiger Schachzug – mit Folgen.

Durch die Besetzung bekommen die Nervenbahnen kein Signal, auch mal Ruhe zu geben, und arbeiten dementsprechend fleißig weiter. Bis zu zwölf Stunden kann das Koffein auf den Rezeptoren sitzen bleiben und so unserer Müdigkeit entgegenwirken. Deshalb sollte man schon am Nachmittag die Finger vom doppelten Espresso lassen, da er uns sonst auch am Abend noch einheizen kann, vor allem dann, wenn wir eh schon Schwierigkeiten beim Einschlafen haben. Vom »abends nach dem Kinobesuch *noch schnell auf eine Tasse Kaffee mit hochkommen*« fangen wir gar nicht erst an.

Nun ist die Erkenntnis, dass Kaffee uns wach hält, wirklich keine bahnbrechende, und so könnte man sich einfach merken: Wer problemlos einschlafen will, der lässt ihn einfach weg. Aber weit gefehlt.

Denn jetzt wird es erst so richtig verrückt: Kaffee kann nämlich gleichzeitig auch ein tolles Einschlafmittel sein. Bitte was?! Richtig gelesen, denn das beliebte Getränk ist nicht zwangsläufig ein dunkles Wesen, das Jagd auf den Sandmann macht. Manchmal – aber wirklich nur manchmal – fördert Kaffee unseren Schlaf auch. Das gilt vor allem für ältere Menschen.

Im Seniorenheim beispielsweise ist es nicht unüblich, dass man den Bewohnern vor dem Nachmittagsschläfchen einen Kaffee serviert. Denn das Gehirn von älteren Menschen ist häufig schlechter durchblutet als das von jungen. Eine mögliche Folge dieser reduzierten Durchblutung sind Einschlafprobleme und Schlafstörungen. Abhilfe schafft kurzzeitig Koffein, das die Durchblutung, auch im Gehirn, anregt, und so eine Gegenwirkung erzeugt.

Wer eben einen Kaffee genossen hat, der muss sich allerdings ein bisschen sputen und sich möglichst schnell aufs Ohr hauen. Denn Kaffee entwickelt seine aufputschende Wirkung bereits nach etwa fünfzehn Minuten. Manchmal hat man auch zwanzig Minuten Zeit – je nachdem, ob man sich einen doppelten Espresso hinter die Binde gekippt oder lieber zum ganz dünnen »Bodensee-Kaffee« gegriffen hat. Fakt ist, dass die Uhr tickt.

Wer jetzt nicht flott ins Bettchen kommt, hat die Chance auf ein Nickerchen verpasst. Und dann folgt, was folgen muss: Die Muntermacherqualitäten des Kaffees setzen ein, und an Schlaf ist nicht mehr zu denken. Wer aber bereits schläft, wenn das Koffein ganze Arbeit leistet, der ist dem Wachmacherstoff einen Schritt voraus.

Was aber durchaus negativ beeinflusst werden kann, ist die Schlafdauer. Das ist bei einer kurzen Auszeit am Nachmittag natürlich egal. Mehr noch: Es kann sogar gut sein, dass wir schnell wieder wach werden, wie wir im Kapitel über das Nickerchen erfahren werden. Aber wenn es um unseren Nachtschlaf geht, sieht die Sache anders aus. Denn tobt das Koffein in uns, kann der Schlaf unruhiger werden, und wir wachen schneller wieder auf. Ob und wie stark der Kaffee nachwirkt, auch während wir schlummern, das liegt größtenteils an der Gewöhnung: Wer viel Kaffee trinkt, der entwickelt eine gewisse Toleranz gegenüber Koffein und kann friedlich weiterratzen.

An dieser Stelle noch ein kleiner Exkurs: Es gibt auch Menschen, die Kaffee nicht viel abgewinnen können und lieber zum Tee greifen. Vielleicht, weil ihnen Tee einfach besser schmeckt oder weil sie in einem Land leben, das der Teekultur einen viel höheren Stellenwert beimisst als der Kaffeekultur, in Großbritannien beispielsweise. Aber egal, ob schwarzer Kaffee oder schwarzer Tee mit oder ohne Milch getrunken wird, das Ergebnis im Körper ist im Prinzip das Gleiche. Auch schwarzer Tee ist ein echter Muntermacher, was am Teein liegt. Dieser Wirkstoff ist außerdem noch in grünem Tee vorhanden.

Dass man beim Tee von Teein spricht, während man beim Kaffee von Koffein redet, legt zunächst einmal nahe, dass es zwei verschiedene Wirkstoffe sind, die als Muntermacher in Aktion treten. Tatsächlich sind sich Koffein und Teein aber sehr, sehr ähnlich – zumindest aus chemischer Sicht. Aber wie das eben so ist mit eineiigen Zwillingen: Gleiches Aussehen heißt nicht automatisch gleicher Charakter.

Teein ist nämlich nicht ganz so selbstständig unterwegs wie Koffein und zudem noch an Gerbstoffe gebunden. Der Effekt des im Tee enthaltenen Teeins entfaltet seine Wirkung deshalb in der Regel langsamer und später, hält aber auch länger an. Hier gilt eine umgekehrte Logik, als man sie vielleicht erwarten würde: Je kürzer die Teeblätter in heißem Wasser ziehen, umso mehr Teein kann sich entfalten. Je mehr Zeit man den Teeblättern gibt, desto stärker wird der beruhigende Effekt.

Wer keine Einschlafexperimente eingehen will, der sollte am besten zu anderen Teesorten greifen, die kein Teein enthalten – wie Früchte- oder Kräutertees. Wer sich übrigens auf der sicheren Seite wähnt, weil er weder Kaffee noch Tee trinkt, dafür aber Kakao, der sei an dieser Stelle leider ebenfalls enttäuscht: Auch Kakao enthält, wenn auch nur im ganz geringen Maße, einen dem Koffein ähnlichen Wirkstoff, das Theobromin.

Und nun noch ein kleiner Funfact aus der Forschung, der einmal mehr zeigt, dass der Mensch eben doch ein hoffnungsloses Gewohnheitstier ist. Wissenschaftler der englischen Sheffield-Universität haben festgestellt, dass nicht nur der Inhalt der Tasse entscheidend ist, sondern auch, aus *welcher* Tasse wir unseren Kaffee oder Tee genießen. Trinken wir aus unserer Lieblingstasse, schmeckt und wirkt es einfach am besten. Tassen gibt's ...

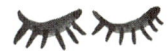

Gut geschlafen ...

... Olf Stoiber?

Ein Hypnotiseur und Therapeut verrät die besten Tipps, um schneller einzuschlafen.

Interview

Na, haben Sie gut geschlafen?
Das kann ich uneingeschränkt mit Ja beantworten. Ich habe tief und lang geschlafen. Mit acht Stunden bin ich gut bedient.

Was hilft Ihnen beim Einschlafen?
Gestern war ich so bettschwer, dass ich ohne Hilfsmittel schnell eingeschlafen bin. Manchmal spiele ich zum Einschlafen jedoch eine Hypnose-Mp3 ab. Entweder eine gekaufte oder eine, die ich für mich selbst eingesprochen habe. Spieldauer: knapp zwei Stunden. In den Nächten vor wichtigen Terminen, Auftritten oder Herausforderungen ist das für mich mittlerweile zum liebgewonnenen Ritual geworden.

Warum tun Sie das?
Im Mittelpunkt einer Hypnose steht eigentlich immer eine Aufgabe beziehungsweise ein Ziel. Das kann zum Beispiel die Stärkung eigener Ressourcen sein: mehr Selbstvertrauen oder

Kraft und Vitalität. Verwendet man die Hypnose vor dem Einschlafen, dann ist das Ziel Entspannung. Durch die Hypnose fördert man die Fähigkeit des eigenen Organismus, in Stresssituationen schnell wieder runterzufahren.

Sie sind Profi und wissen, wie Sie verantwortungsvoll mit dem Thema Hypnose umgehen. Aber können auch Laien solche Mp3-Aufnahmen oder Hypnose-Videos auf YouTube bedenkenlos nutzen?

Es gibt keine direkten Nebenwirkungen einer Selbsthypnose. Wenn man sie aber zu häufig nutzt, dann kann der Effekt relativ schnell abflachen. Deshalb gilt: So viel wie nötig, aber so wenig wie möglich. Das ist zuweilen ein sehr schmaler Grat, den man für sich selbst austarieren muss. Aber der Versuch macht klug! Wenn man mit einer achtsamen Beobachtungsgabe und gesundem Menschenverstand an die Sache herangeht, hat man eigentlich schon gewonnen. Das viel größere Problem einer Hypnose liegt in den mittelbaren Gefahren: Also dann, wenn durch eine Hypnose-Behandlung eine möglicherweise effektivere Behandlung verhindert wird. Ist das nicht der Fall, kann man sich bedenkenlos hypnotisieren lassen oder es mit Aufnahmen und Videos selbst versuchen.

Neben Hypnose sind auch ASMR-Aufnahmen beliebte Einschlafhelfer. Wie funktioniert »Autonomous Sensory Meridian Response«, kurz ASMR?

Die beruhigende Wirkung von ASMR kann durch Videos oder über Audioaufnahmen ausgelöst werden. Auch wenn der genaue Wirkmechanismus bis dato ungeklärt ist, gehe ich davon aus, dass das typische ASMR-Phänomen eine neurologische Reaktion ist, die bereits in frühester Kindheit veranlagt wurde. Das lässt sich auch bei Säuglingen und Kleinkindern beobachten: Eine sanfte Berührung kann bei einem eben noch ängstlichen Kind beruhigend wirken und ein behütetes Gefühl auslösen. Diese Reaktion wird bei manchen Menschen abgespeichert und kann später durch ähnliche Auslöser wieder hervorgerufen werden.

Deshalb kann auch nicht jeder ASMR erleben?
Genau, denn jeder Mensch erlebt unterschiedliche frühkindliche Prägungen. Wurde im Kindesalter der Grundstein für die neurologische Reaktion nie gelegt, kann man die beruhigende Wirkung auch nicht auslösen.

Können Sie sich erklären, wie eine neurologische Reaktion zum Internethype werden konnte?
Das ist eigentlich ganz einfach: ASMR gab es schon immer. Aber früher konnte man das angenehme Gefühl schlicht nicht benennen. Empfängliche Personen empfanden es ab und an, ohne es sich erklären zu können. Nun hat das Kind einen Namen, und man kann direkt danach suchen und sich darüber austauschen – das hat wohl den Hype ausgelöst.

Haben Sie als Psychotherapeut noch einen Tipp für Menschen mit Einschlafproblemen?
Ja, den habe ich: Die wenigsten Menschen wissen, dass es nur ganz selten Fälle von idiopathischen Schlafstörungen gibt – das sind Schlafstörung mit unbekannter Ursache. In den allermeisten Fällen ist eine Schlafstörung *ein* Symptom, das sich im Rahmen einer anderen Symptomatik beziehungsweise Erkrankung zeigt. Die Ursachen können vielfältig sein, von körperlichen oder organischen Störungen über seelische Beschwerden bis hin zu akuten Ausnahmesituationen. Und genau deshalb ist es auch so wichtig, Einschlafprobleme ernstzunehmen und diagnostisch gründlich anzugehen. Man muss immer über-

legen, was die eigentliche Ursache für eine Schlafstörung ist, um eine geeignete Therapie zu finden.

Vielen Dank für das Gespräch und gute Nacht.

Einschlafkiller – und wie man sie überlistet

Fassen wir an dieser Stelle doch einmal zusammen, was wir bis jetzt über unseren Schlaf und die Einschlafphase im Speziellen alles erfahren haben: Wir kennen nun die beiden unterschiedlichen Chronotypen »Lerche« und »Eule«. Und wir wissen, dass keine der beiden Typen besser oder schlechter ist – auch wenn uns das im Alltag oft suggeriert wird. Eulen und Lerchen haben schlichtweg zu anderen Zeiten ihre Hoch- und Tiefphasen. Also sollten wir uns die Zeit nehmen, um herauszufinden, ob wir eher Frühaufsteher, also der Typ Lerche, oder eher Nachtschwärmer, also vom Typ Eule, sind – oder irgendwas dazwischen.

Diese Selbsteinschätzung verrät uns viel über den für uns richtigen Zeitpunkt, um ins Bett zu gehen – nämlich dann, wenn wir uns tatsächlich müde fühlen, und nicht, wenn ein vorgegebener Takt es von uns verlangt.

Liegen wir im Bett, kennen wir nun Techniken, die uns helfen, wenn es beim Einschlafen mal hakt und wir uns in eine Gedankenspirale manövriert haben – Hörbücher, Kinderkassetten, Musik. Auch ASMR, das Lauschen beruhigender Geräusche, kann helfen, uns zu entspannen. Um abends auch wirklich müde zu sein, helfen uns Sport und der Verzicht auf zu viel Kaffee, Tee oder Kakao. Auch Rituale befördern das Einschlafen, etwa eine warme Dusche, ein Glas Milch oder ein kurzer Abendspaziergang. Orgasmen befördern vor allem Männer direkt ins Land der Träume.

Wir wissen außerdem, was auf den Teller kommen sollte, bevor wir uns schlafen legen: eine nicht zu große Portion kohlenhydrathaltiger Lebensmittel wie Nudeln oder Kartoffeln. Ein leerer Magen hingegen ist tabu. Schlaf und Hunger – dagegen haben unsere Hormone etwas, und deshalb findet man mit knurrendem Magen keinen Schlaf. So weit, so gut. Wie geht es also weiter?

Auf dem Weg ins Schlummerland kommen wir zunächst in das Stadium der sogenannten »Hypnagogie«, eine Zwischenstufe zwischen Schlaf und Wachsein. In dieser Phase zerfließen langsam bunte Bilder und Gedanken vor unserem inneren Auge. Dabei mischt sich die Fantasie des Traums mit der Wahrnehmung und kann geradezu komödiantische Folgen haben. Manche beginnen zu quatschen, andere reagieren körperlich auf die Halbschlafbilder und treten oder boxen. Gerade nach stressigen Tagen ist das keine Seltenheit. Denn dann bleibt das Gehirn länger aktiv. Ein bisschen wie bei einem Computer – auch da verlangsamt angesammelter Datenmüll das Herunterfahren.

Wenn das Gehirn noch am Rödeln ist, während sich der Rest schon ausgeklinkt hat, kann das dazu führen, dass sich der Körper nicht mehr richtig auskennt und falsche Signale sendet. In solchen Momenten kommt es zu kurzen Muskelzuckungen, die man nicht steuern kann und die einen manchmal wieder aus dem Schlaf reißen.

Viele Menschen berichten davon, dass sie kurz vor dem Zucken das Gefühl haben zu fallen. Der Grund dafür ist wahrscheinlich, dass unser Gehirn ständig die aktuelle Position unseres Körpers ermittelt. Dies geschieht nicht nur über das Gleichgewichtsorgan im Innenohr, sondern durch Rückmeldung unserer Muskeln, die während der Hypnagogie erschlaffen. Während man also selig einschläft, kann es sein, dass der für das Gleichgewicht zuständige Teil des Gehirns noch aktiv ist. Deshalb meldet das Gehirn fälschlicherweise einen Kontrollverlust. Unser Körper versucht dann ruckartig alles wieder ins Lot zu bringen, und das Zucken tritt auf. Ärzte und Wissenschaftler sind sich aber einig, dass das völlig unbedenklich ist – beim Einschlafen darf also entzückend weitergezuckt werden.

Worüber wir beim Thema Einschlafen nun aber noch nicht gesprochen haben: die fiesen Einschlafkiller, kleine gemeine Angewohnheiten, die uns um den Schlaf bringen. Ein paar von ihnen haben wir ja bereits kennengelernt, aber jetzt kommen die harten Fälle. Also Fakten auf den Tisch: Was wagt es, uns die süßen Träume zu versalzen?

Alkohol – das eine Gläschen

Ein langer und anstrengender Arbeitstag liegt hinter uns. Der Chef hat genervt, der neue, völlig übereifrige Kollege sowieso, die Kantine hat die Qualität einer abgeranzten Pommesbude in Berlin-Marzahn mal wieder nicht übertroffen, und das Heimfahren entpuppte sich dank der Rushhour einmal mehr als ein Heimschleichen.

Jetzt hilft nur noch eines: durchatmen, die Füße hochlegen und dazu ein schönes Glas Wein oder ein leckeres Bier. Nur ein paar Schlückchen, dann ist der Stress vergessen, und kurz darauf schläft man ja eh schon wie ein Baby, oder? Ja, äh, nein, ich meine: jein!

Wer abends Alkohol trinkt, der schläft tatsächlich schneller ein. Einen Gefallen tut man sich damit aber trotzdem nicht. Denn Alkohol hilft uns zwar beim Entspannen – aber in der zweiten Nachthälfte müssen wir vielleicht schon für den Einschläferungseffekt büßen. Typisch Leben mal wieder, nichts ist umsonst.

Es gibt die Theorie, dass Alkohol die Konzentration von Adenosin im Gehirn erhöht. Zur Erinnerung: Adenosin ist eine körpereigene Substanz, die, unter anderem, für das Einschlafen zuständig ist. Trinken wir ein, zwei, drei Biere, dann wird die Konzentration des Stoffes künstlich in die Höhe getrieben. Je mehr Alkohol, desto stärker der Effekt. Und dadurch kommt der natürliche Rhythmus unserer Müdigkeit aus dem Gleichgewicht – wir werden von jetzt auf gleich todmüde. Der schläfrige Vollzeittrinker beispielsweise kann sogar auf dem Tresen pennen. Zumindest so lange, bis der Wirt mit dem Besen in Habachtstellung brüllt: »Das ist 'ne Kneipe hier und kein Hotel!«

Alkohol macht jedoch nur anfangs müde. Danach ist unser Körper nämlich schwer damit beschäftigt, die Promille wieder abzubauen. Damit geht einher, dass unser Nervensystem aktiviert wird, was dazu führt, dass wir uns im beschwipsten Schlaf deutlich mehr bewegen, leichter aufwachen und wild träumen. In der zweiten Nachthälfte verwandelt sich die Nachtruhe deshalb in wein- und biergeschwängerte Unruhe. Große Mengen Alkohol, so haben Forscher herausgefunden, können sogar Auslöser für Albträume sein. Interessant ist, dass Frauen ihre Schlafqualität bei einem vergleichbaren Alkoholspiegel als wesentlich schlechter empfinden als Männer. Sie werden häufiger und länger wach und sind am nächsten Tag deutlich müder.

Und noch etwas wird durch übermäßigen Alkoholkonsum beeinflusst: unsere Atmung. Alkohol entspannt eben nicht nur die Psyche, sondern auch die Muskulatur. Das ist der Grund, warum manche Männer und Frauen nach dem Saufgelage erst recht ganze Wälder absägen.

Um gut schlafen zu können, lautet also die Devise: in Maßen, nicht in Massen trinken. Wer unter der gesetzlich vorgegebenen Promillegrenze von 0,5 für Autofahrer bleibt, der wird weitestgehend erholsam durch die Nacht kommen. Und noch ein Tipp: Essen Sie nach einem feucht-fröhlichen Abend doch mal eine Banane oder ein Honigbrot, denn das treibt den Blutzuckerspiegel nach oben und mildert so, zumindest ein klein wenig, die negativen Effekte des Alkohols.

Schlaflos am Handy

Abends im Bett noch schnell Mails checken, nachsehen, was die Freunde heute so alles erlebt haben, oder kurz informieren, was in der Welt da draußen geschehen ist. Das gehört für viele Menschen mittlerweile ganz selbstverständlich zum Einschlafritual dazu. Eine unschöne Entwicklung, zumindest dann, wenn man wirklich entspannt einschlummern möchte.

Wer vor dem Wegpennen auf sein Handy, Tablet oder den Laptop starrt, der schläft schlechter ein, und prompt wird das elektronische Helferlein zum echten Einschlafkiller. Der Hauptgrund ist aber nicht, dass wir uns einmal mehr fragen, wie die entfernte Bekannte so viel Zeit darauf verwenden kann, ihre neueste Couscous-Kreation derart in Szene zu setzen – und dafür auch noch tonnenweise Likes bekommt. Das Hauptproblem ist ein ganz anderes: Denn die Displays unserer Handys werden immer größer und heller. Das sieht häufig nicht nur wahnsinnig albern aus, sondern hat auch den Nachteil, dass die Geräte immer mehr Licht abstrahlen.

In der Fakultät für Gesundheit und Medizin der Universität von Surrey wurde der Zusammenhang von Bildschirmlicht und Schlaf untersucht. Die daraus entstandene Studie mit dem Titel »Bigger, Brighter, Bluer – Better?« konnte aber nicht nur mit ihrem gut gewählten Namen überzeugen, sondern bekam auch aufgrund der darin vorgestellten Ergebnisse – zu Recht – einiges an Aufmerksamkeit. Denn die Wissenschaftler konnten klar und deutlich belegen, dass uns das Licht der Displays wach hält.

Das menschliche Auge nimmt das Licht des Smartphones

oder des Laptops als blau wahr, auch wenn wir die Blaufärbung gar nicht wirklich sehen können. Für uns erscheint der Bildschirm eher weißlich. Auf diese Art der Lichtquelle reagiert unser Körper jedenfalls besonders stark: Blaues Licht ist kurzwellig, besonders grell und hell. Und bei Helligkeit wird nun mal kein Melatonin, also das Schlafhormon, ausgeschüttet. Das Schlafbedürfnis geht flöten, und wir glotzen weiter auf den Bildschirm – ein Teufelskreis. Ist es nicht ein Paradebeispiel für die Ironie des Alltags, dass das Smartphone ein fieser Schlafkiller ist, wir es aber dennoch bis spät in die Nacht mit Streichbewegungen liebkosen? Sorry, Leute: Aber diese zarte und dennoch qualvolle Liebe muss endlich ein Ende finden!

Was können bettlägerige Handyjunkies nun tun, um besser zu schlafen? Als Erstes: Handy weg, Tablett verbannen, Laptop aus. Diese Geräte haben künftig ein absolutes Zutrittsverbot fürs Schlafzimmer. Klingt hart, ist hart, aber keine Diskussion! Wissenschaftler empfehlen sogar, zwei bis drei Stunden vor dem Schlafen nicht mehr auf einen Bildschirm zu schauen. Der letzte Blick vor dem Einschlafen gehört ab jetzt nicht mehr dem Smartphone, sondern wenn, dann nur noch dem Partner. Sollte dieser nicht vorhanden sein, dann ist es natürlich auch erlaubt, die Nase in ein gutes Buch zu stecken.

Ach ja, der Erklärversuch, man brauche das Handy aber ganz, ganz dringend neben dem Bett, weil es der einzige Wecker ist, den man besitzt, gilt übrigens nicht. Das ist doch nur wieder eine dieser billigen Ausreden, für die man mit schlechtem Schlaf teuer bezahlt. Mit drei Klicks ist so ein Wecker online bestellt. Man muss dafür nicht einmal das Bett verlassen. Nice try!

Die klare Ansage, dass unsere elektronischen Begleiter nun Zutrittsverbot im Schlafzimmer haben, lässt den ein oder anderen Smombie, also »Smartphone-Zombie«, nun wohl aus der Wäsche gucken wie Grumpycat persönlich.

Was die Laune vielleicht wieder etwas hebt: Einige Handyproduzenten haben die Zeichen der Zeit erkannt und eine Software integriert, die das blaue Licht der Bildschirme herausfiltern kann, was den Einschlafkiller-Effekt immerhin abschwächt. Auf dem iPhone zum Beispiel heißt diese Option »Nightshift« und ist im Kontrollzentrum zu finden. Wer die Zusatzfunktion noch nicht vorinstalliert hat, der kann sich mit einer App behelfen. Einfach im Store nach »Blaulichtfilter« oder »Nachtmodus« suchen, es gibt inzwischen so einige Apps von verschiedenen Anbietern – auch kostenlose. Manch einer bevorzugt aber vielleicht eine etwas stylischere Lösung: Wer mit einer orangefarbenen Brille auf den Bildschirm schaut, der filtert das blaue Licht ebenfalls heraus. Also los: Achtzigerbrille auf die Nase und ab in die Federn: »I wear my sunglasses at night.«

Mystische Vollmondnächte

Über die Hälfte der Deutschen – Werwölfe nicht eingerechnet – sind felsenfest davon überzeugt, dass der Mond ihr Leben beeinflusst und dass sie bei Vollmond schlechter schlafen als sonst. Frei nach dem Motto: Ist er voll, sind wir wach. Übrigens nicht zu verwechseln mit »Sind wir voll, sind wir wach«. Wer diese Aussage für richtig hält, der muss leider nachsitzen und blättert schnell zurück zu dem Kapitel »Alkohol – das eine Gläschen«.

Aber bleiben wir zu Gast beim Mann im Mond. Denn wenn so viele Menschen ihn für den Verursacher von unruhigen oder schlaflosen Nächten halten, muss ja etwas dran sein an der These. Oder ist das Ganze doch nur ein hartnäckiger Aberglaube?

Es gibt zahllose Studien zum Zusammenhang von Schlafqualität und den Mondphasen. Das Kuriose daran ist: Jede Studie kommt zu einem anderen Ergebnis. Finden die Wissenschaftler heute einen angeblichen Beweis für einen Einfluss des Mondes auf unser Schlafverhalten, ist er morgen schon wieder widerlegt. Es ist ein echtes Katz- und Maus-Spiel, das sich die klugen Köpfe in ihren Meinungsschlachten liefern. Versuchen wir deshalb, ein wenig Licht in die ohnehin schon helle Vollmondnacht, ihre mystische Aura und all die Mythen und Legenden zu bringen, die sich um den Schlaf ranken.

Auf der Suche nach Erleuchtung hören wir uns zunächst einmal an, welche Erklärungen die unterschiedlichen Meinungslager parat haben und wie sie diese mit ihren wissenschaftlichen Befunden untermauern wollen. Es geht also um die knallharten Fakten: Möge der Bessere gewinnen!

Zunächst bitten wir die »Bei Vollmond schlafen wir schlechter«-Fraktion in den Ring. Stellvertretend für diese Gruppe lassen wir die Ergebnisse einer Forschergruppe des Zentrums für Chronobiologie der Universitären Psychiatrischen Kliniken in Basel sprechen. Denn ihre Studie wurde nach Erscheinen rauf und runter diskutiert. Offensichtlich sind diese Ergebnisse ein Meilenstein in der Mond-Schlaf-Forschung, wie wir es einfach mal nennen, den wir auf unserer Reise durch die Nacht nicht links liegen lassen dürfen.

Das Forscherteam aus der Schweiz hatte bereits einige Jahre zuvor eine Schlafstudie durchgeführt. Rund zehn Jahre später saßen sie mal wieder beisammen und diskutierten neue Forschungsfragen zum Thema – bis ihnen etwas auffiel. Die Bar, in der sie sich zum Gedankenaustausch getroffen hatten, sah an diesem Abend ganz anders aus als sonst.

Statt dunklen Ecken und schummrigem Licht, wie sonst, war sie hell erleuchtet. Der Grund dafür stand am Himmel: Die Forscher hatten sich in einer Vollmondnacht auf ein Bier verabredet.

Dieser ungewohnte Anblick brachte das Team um Christian Cajochen, den Leiter des Zentrums für Chronobiologie, auf eine Idee: Man könnte die Daten der bereits abgeschlossenen Studie doch noch einmal nutzen, um sie mit den verschiedenen Mondphasen abzugleichen – vielleicht lässt sich ja ein Zusammenhang feststellen. Gesagt, getan. Am nächsten Morgen kramten sie die alten Unterlagen wieder hervor, staubten sie ab und begannen mit einer weiteren Auswertung, dieses Mal mit Fokus auf den Mondphasen. Das Ziel: Eigentlich wollte man belegen, dass der Mond keinen Einfluss auf den Menschen hat, schon gar nicht auf den Schlaf. Aber das vorweg: Theorien kann man leider nicht planen, und in der Wissenschaft kommt es nicht selten anders, als man denkt. Das ist übrigens auch gut so, denn sonst müssten wir heute auf Teflonpfannen, Haftnotizen und Penicillin verzichten – allesamt Erfindungen, die nur durch Zufall entdeckt wurden.

Bei der Studie des Schweizer Teams jedenfalls schliefen dreiunddreißig Männer und Frauen unterschiedlichen Alters mehrere Nächte im Schlaflabor. Gleich mehrere Nächte deshalb, weil so die anfängliche Nervosität der Probanden und auch der Umstand, dass man in einer neuen Umgebung anfangs anders schläft als in einer gewohnten, die Ergebnisse nicht verfälschen sollten. Außerdem legten sich die Freiwilligen zu einer Zeit schlafen, zu der sie auch sonst zu Bett gehen würden, um ihre innere Uhr nicht zu verwirren.

Auch die restlichen Bedingungen waren für alle Teilnehmer gleich. Es gab ein gemütliches Bett in einem Raum mit einundzwanzig Grad Zimmertemperatur, kleine Snacks und

Wasser, kaum Licht. Da die Forscher bei der Durchführung ihrer Studie ja selbst noch keine Ahnung hatten, dass sie mit den Ergebnissen irgendwann die Verbindung von Mond und Schlaf untersuchen werden, wurden die Probanden damals nicht darüber informiert, in welcher Phase sich der Mond aktuell befindet.

Und jetzt, einige Jahre später, die große Überraschung: Die neue Auswertung führte, so sahen es die Wissenschaftler, zu vielsagenden Erkenntnissen. Die Probanden hatten in Vollmondnächten geringere Melatoninwerte, brauchten im Schnitt fünf Minuten länger, um einzuschlafen, schliefen durchschnittlich zwanzig Minuten weniger als in allen anderen Nächten und beschrieben die Qualität des Schlafes als schlechter als sonst. War er das nun, der Beweis, dass an dem Mondmythos etwas dran war? Und wenn ja, was war der genaue Grund für den schlechteren Schlaf in Vollmondnächten?

Ganz klar war für die Forscher, dass der schlechte Schlaf schon mal nichts mit der Gravitationskraft des Mondes zu tun haben kann – auch wenn viele Menschen daran festhalten. Diesen Irrglauben kann man mit einem simplen, aber einleuchtenden Beispiel widerlegen: Es stimmt zwar, dass der Mond Einfluss auf die Gezeiten hat. Er lässt den Meeresspiegel mal an- und dann wieder absteigen. Bei einem See sieht es aber schon wieder ganz anders aus. Bei kleineren Wassermassen hat der Mond sozusagen eine zu geringe Angriffsfläche, um sie zu beeinflussen. Und das gilt erst recht für die verhältnismäßig geringen Mengen Wasser, die es im menschlichen Körper gibt. Die Kräfte des Himmelskörpers, die auf uns wirken, sind unfassbar winzig, da wir längst nicht so viel Wasser in uns haben wie beispielsweise in einen ganzen Ozean passt. Es ist ein bisschen so, als würde uns ein Staubkorn auf den Kopf fliegen – das Korn hat zwar ein Gewicht, aber dies ist so gering, dass wir nicht beeinflusst werden und die zusätzliche Last nicht spüren.

Außerdem müsste sich der Effekt der Anziehungskraft nicht nur bei Vollmond, sondern auch bei Neumond bemerkbar machen. Also alle vierzehn Tage – was nicht der Fall ist. Denn Ebbe und Flut sind zweimal im Monat maximal stark – sowohl bei Neu- als auch bei Vollmond gibt der Himmelskörper alles und lässt seine Kräfte walten.Wir hingegen beschweren uns nur einmal im Monat über schlechte Nächte, nur bei Vollmond. Deshalb ist die Gravitationskraft des Mondes schon einmal nicht Ursache für den schlechteren Schlaf.

Eine weitere, sehr weit verbreitete Erklärung, warum der Mond uns um den Schlaf bringt, hängt mit seinem Licht zusammen.»Die Prinzen« sangen in einem ihrer Hits:»Manchmal wird der Mann im Mond für seinen treuen Dienst belohnt. Und wenn du ihn ganz lieb anschaust, dann holt er die Laterne raus.« Und tatsächlich: Da ist was Wahres dran.

Vergleicht man die Helligkeit der Sonne nämlich mit der des Mondes, dann bleibt wirklich nicht mehr als eine kleine Laterne in circa 380 000 Kilometern Entfernung übrig, die uns kaum zu verunsichern braucht. In Zahlen: Der Vollmond kommt auf maximal 0,3 Lux (das ist die Einheit für Beleuchtungsstärke). Dazu braucht es aber schon einen wolkenlosen Himmel. An manchen Sommertagen ist das Licht über 300 000 Mal stärker – und trotzdem pennen wir ab und an friedlich auf der Gartenliege.

Es stimmt zwar, dass Menschen bei Helligkeit weniger Melatonin ausschütten. Dieses Phänomen haben wir bereits bei unseren viel zu hellen Handybildschirmen kennengelernt. Aber die leuchtenden Smartphones halten wir uns eben direkt vor die Nase – und lassen sie nicht am weit entfernten Nachthimmel ein klein wenig funkeln. Wer sich vom kugelrunden Mond gestört fühlt, der sollte einfach den Vorhang schließen oder die Jalousien etwas herunterlassen – Problem gelöst. Um den Schlaf bringen wird uns das Mondlicht nur in Extremfällen, und deshalb ist es sicher kein Grund zu heller Aufruhr. Vor allem aber ließ sich bei der Schweizer Studie schlicht ausschließen, dass das Licht des Vollmondes der Übeltäter war: Alle Probanden schliefen in einem abgedunkelten Raum und waren vom Vollmond also quasi abgeschirmt.

Was ist es aber dann, das uns bei Vollmond den Schlaf kostet? Die Schweizer Forscher halten den sogenannten »circalunaren Rhythmus« für den Übeltäter. Eine Theorie, die schnell einige Kritiker auf den Plan rief.

»Luna« ist in der römischen Mythologie die Mondgöttin. Der circalunare Rhythmus beschreibt also einen »Zyklus des Mondes«, der etwa achtundzwanzig bis neunundzwanzig Tage andauert. Dieser Rhythmus könnte theoretisch im Menschen vorprogrammiert sein und – so die Theorie – auf unseren Schlaf einwirken. Genauso wie auch andere inneren Taktgeber, zum Beispiel der Tag-Nacht-Rhythmus das tun.

Gut erforscht ist der Einfluss des Mond-Monats-Zyklus etwa bei Tieren – vor allem bei Meeresbewohnern. In marinen Würmern, kleinen Würmchen also, die im großen, weiten Meer leben, wurde sogar eine genetische Grundlage für den circalunaren Rhythmus gefunden. Der Rhythmus hat bei den Würmchen also einen festen Platz im genetischen Bauplan – und ist damit also auch wichtig. Dass Meerestiere stärker vom Mond beeinflusst werden, weil ihr Lebensraum – das Meer – stark von ihm beeinflusst wird, das liegt zunächst mal in der Natur der Dinge und lässt uns verstehen, warum die Würmchen mit einer genetische Grundlage dafür aufwarten.

Nun ist der natürliche Lebensraum des Menschen aber nicht das Meer. Inwieweit der circalunare Rhythmus also auch beim Menschen eine Rolle spielt, ist unklar. Und genau diese Unklarheiten machen die Erklärung für den Einfluss des Mondes auch so mystisch, so geheimnisvoll – und aus wissenschaftlicher Sicht ganz schön angreifbar. Hinzu kommt, dass im Fall der Schweizer Studie nur dreiunddreißig Personen teilgenommen haben. Laut Kritikern eine viel zu geringe Zahl, um bei solch komplexen Fragestellungen wirklich fundierte Antworten geben zu können. Vielleicht war es auch einfach nur reiner Zufall.

Nichtsdestotrotz bringt uns die Erklärung der Schweizer Forscher an einen springenden Punkt bei der Aufklärung des Mondmythos: Denn obwohl die Forscher einen Zusammenhang zwischen Schlaf und Mond gefunden haben, sehen sie den Mond selbst nicht als Ursache. Es ist der vorgegebene Rhythmus, in dem »Luna« unter dem allseits bekannten Jo-Jo-Effekt leidet, der uns um den Schlaf bringt. Lassen wir also an dieser Stelle Wissenschaftler mit einer ganz anderen Meinung zu Wort kommen.

Wir bitten nun die Vertreter der Position »Ist doch Quatsch mit dem Mond« in den Ring. Und die Forschungsergebnisse dieser Fraktion sprechen eine sehr deutliche Sprache. Besonders aussagekräftig sind die Ergebnisse des Max-Planck-Instituts für Psychiatrie in München. Das Forscherteam holte einmal zum Rundumschlag aus und wertete gleich drei unterschiedliche Datensätze von verschiedenen Testschläfern aus: Der erste Datensatz bestand aus 366 Freiwilligen, die in einem Raum schliefen, in dem das Licht kontrolliert wurde. Im zweiten Datensatz wurden die Informationen von 29 Probanden gesammelt, von denen jeder für bis zu sechzig aufeinanderfolgende Nächte im Schlaflabor schlief. Und der dritte Datensatz bestand aus 870 Teilnehmern, die es sich zu Hause im eigenen Bett gemütlich machten. Das ergibt in der Summe 1.265 Probanden, über zweitausend wissenschaftlich ausgewertete Nächte und drei komplett unterschiedliche

Schlafsituationen. Also deutlich mehr Daten, als man sie von dreiunddreißig Teilnehmern wie in der Schweizer Studie bekommen konnte.

Die Erkenntnis der Forscher des Max-Planck-Instituts ist, vereinfacht zusammengefasst, folgende: Es gibt keinen statistisch belegbaren Zusammenhang zwischen den Mondphasen und dem menschlichen Schlaf. Der Mann im Mond lässt uns friedlich schlummern, egal ob Neu-, Halb- oder Vollmond ist. Die Forscher fanden keine Hinweise darauf, dass wir schlechter schlafen, wenn Luna kugelrund am Himmel steht. Das Duell um den Mondmythos scheint, aus wissenschaftlicher Sicht, also recht eindeutig entschieden zu sein. Punkt aus, Mickey Mouse!

Wenn sich ein Zusammenhang zwischen den Mondphasen und dem menschlichen Schlaf aber nicht bestätigen lässt, warum klagen dennoch so viele Menschen darüber, dass sie bei Vollmond schlechter schlafen? Eine Erklärung dafür könnte die »selbst erfüllende Prophezeiung« sein, ein psychologisches Phänomen, das mit rein wissenschaftlichen Fakten nur schwer aus der Welt zu schaffen ist. Denn allein unser Glaube daran, dass der Mond Einfluss auf unseren Schlaf hat, könnte dazu führen, dass wir tatsächlich schlechter schlafen. Wenn wir daran glauben, dass das so ist, dann steigt vor dem Schlafengehen die innerliche Anspannung, wodurch es uns wiederum schwerer fällt, zur Ruhe zu kommen.

Der Mensch macht es sich nur allzu gerne leicht, wenn er nach Erklärungen für das Unerklärliche sucht: Genügend zum Teil brüllend komische Beispiele findet man, wenn man so manche Verschwörungstheorie genauer ansieht. Aber nicht nur Spinner behelfen sich mit Aberglauben, wenn sie sich keinen Reim mehr auf irgendwas machen können. Es ist ein ganz normales Phänomen, das uns im Alltag ständig begegnet: Zum Beispiel stürzen alte Menschen, die sich davor fürchten hinzufallen, tatsächlich nachweislich häufiger. Allein ihre Ängste verunsichern sie so sehr, dass ihre Beine zu Pudding werden. Aber es gibt auch positive Beispiele der selbst erfüllenden Prophezeiung: Wer fest daran glaubt, dass er bald wieder gesund wird, der aktiviert nachweislich seine Selbstheilungskräfte. Und wer bestens gelaunt, aufgeschlossen und fröhlich auf eine Party geht, der wird auch mit höherer Wahrscheinlichkeit einen guten Abend haben. Wer sich hingegen mit einer Null-Bock-Einstellung zur Feier schleppt und den ganzen Abend auf sein Handy glotzt, der dürfte kaum in Euphorie verfallen. Und – wie wir aus dem Kapitel über Handylicht wissen – obendrein später auch noch schlechter einschlafen.

Auf den Schlaf bezogen kann man das Phänomen der selbst erfüllenden Prophezeiung wohl am besten so erklären: Nach einer schlechten Nacht suchen wir nach Erklärungen. War gerade zufällig Vollmond, dann merken wir uns das genau, da es unsere Erwartungen erfüllt. War gerade zufällig kein Vollmond, dann suchen wir nach anderen Gründen, revidieren unsere »Schlechter schlafen bei Vollmond«-Einstellung aber nicht. Menschen neigen dazu, nach Beispielen zu suchen, die ihre Hypothesen bestätigen. Nicht jedoch nach Gegenbeispielen, die diese widerlegen könnten. Dadurch kommt es zum sogenannten Bestätigungsfehler: Wir fühlen uns im Recht, obwohl wir es vielleicht gar nicht wirklich sind.

Um nicht vom eigenen Kopf ausgetrickst zu werden, sollten wir am besten erst gar keinen Blick in den Mondkalender werfen. Denn nur wer weiß, dass Vollmond ist, der kann eine Erwartungshaltung aufbauen und seiner schlechten Nacht entgegenfürchten.

Manchmal ist der helle Kreis am Himmel aber auch einfach nicht zu übersehen. Dann bekommen wir mit, dass Vollmond ist, auch wenn wir es vielleicht versuchen zu vermeiden. In so einem Fall kann es helfen, sich ein wenig abzulenken und negative Gedanken zum Mond-Schlaf-Rhythmus gar nicht erst aufkommen zu lassen. Das gelingt, indem wir dieselben Techniken anwenden, die uns auch helfen, dem bereits beschriebenen Gedankenkarussell zu entkommen.

Denn das Wichtigste für eine erholsame Nacht ist und bleibt: Erst einmal locker machen – auch in Vollmondnächten. Und dann geht das Einschlafen von fast ganz alleine: »La le lu, nur der Mann im Mond schaut zu, wenn die kleinen Babys schlafen. Drum schlaf auch du.«

2.

Schlafen

Wer gerne schläft, ist besser im Bett. So einfach kann es manchmal sein. Und wir, die leidenschaftlichen Schlafmützen, bleiben liebend gerne ein paar Minuten länger liegen. Für uns gibt es nichts Schöneres, als uns aufs Ohr zu legen und für eine kurze lange Weile die Welt einfach Welt sein zu lassen. Irgendwo da draußen, nicht hier drinnen im Schlafzimmer. Wir verabschieden uns vom Alltag, von Hektik, von Pflichterfüllung und dem eigenen taghellen Tatendrang. Und tauchen ab in eine Welt, in der wir ganz bei uns selbst sind. Im Schlaf dürfen wir für ein paar Stunden das sein, was wir wirklich sind: wahre Traumfrauen und Traummänner! Die Liebe zum Schlaf – wir sollten sie pflegen! Denn Schlaf gehört zu unserem Leben dazu. Deshalb dürfen wir uns auch nicht davor scheuen, auf unsere Aus- und Ruhezeiten zu bestehen. Wir brauchen sie.

Machen wir es doch wie der französische Schriftsteller Robert Desnos. Der soll regelmäßig ein Schild an seine Tür gehängt haben, auf dem zu lesen war: »Nicht stören! Der Dichter arbeitet!« Mit so einem eindeutigen Hinweis vor Augen wagte es natürlich niemand, ihn davon abzuhalten, seine poetischen Gedanken niederzuschreiben. Dabei ging es ihm gar nicht um ungestörtes Arbeiten, sondern um ungestörtes Schlafen. Wahrscheinlich hoffte Desnos auf Inspiration, fabelhafte Traumwelten, die ihn zum Schreiben neuer Stücke inspirierten – oder er war einfach eine überzeugte Schlafmütze. Und genau das ist auch unser erklärtes Ziel: Genügend Schlaf darf auf keinen Fall durch ökonomische Zwänge oder Fremdsteuerung zum Luxusgut werden. Ohne Schlaf existieren wir genauso wenig wie ohne das Wachsein. Beides gehört zusammen wie Yin und Yang, Ernie und Bert, Gin und Tonic. Deshalb ist es auch unser gutes, natürliches Recht, abzuschalten und uns dem süßen Schlummer voll und ganz hinzugeben. Wir müssen aufhören, den Schlaf herabzuwürdigen und ihn als unproduktiven und somit unprofitablen Zustand zu sehen, sondern wir müssen seine Schönheit und Stärke wieder erkennen. Seine Macht und die Poesie, die jede Auszeit mit sich bringt.

Leider ist in unserer Welt für den Schlaf zu oft zu wenig Platz. Und deshalb brauchen wir Ersatzdrogen wie Koffein und Provisionen, Tabak und Leistungsdruck. Ganz so, wie es der Wirtschaft gefällt, mit all dem Drang nach Gewinnen, Gewinnen und noch mehr Gewinnen. Aber dieses Verhalten, der permanente Schlafentzug, kann dramatische Folgen haben. Im Extremfall diese: Mutmaßlich lässt sich der Reaktorunfall des Kernkraftwerks Three Mile Island in Pennsylvania, USA, im Jahr 1979 auf Übermüdung zurückführen. Auch bei der Nuklearkatastrophe von Tschernobyl könnte Übermüdung – neben gravierenden Verstößen gegen Vorschriften und der Baufälligkeit des Reaktors – für das Unglück zumindest mitverantwortlich gewesen sein.

Aber auch im ganz normalen Alltag kann Übermüdung gravierende Folgen haben, im Verkehr zum Beispiel. Gerade der sogenannte »Sekundenschlaf«, ein plötzliches kurzes Wegpennen, führt immer wieder zu Unfällen – eine Reaktion unseres Körpers, der deutlich sagt: Genug jetzt!

Nichts wird besser, produktiver, höher, weiter, schneller, wenn man auf ausreichend Schlaf verzichtet. Es kann nur schlimmer werden. Schlaf hat, das ist mittlerweile nachgewiesen, aber nicht nur die Aufgabe, den Menschen zur Ruhe kommen zu lassen, sondern er macht uns überhaupt erst zu dem, was wir sind: Denn der Schlaf ist maßgeblich für die Bildung des Gedächtnisses und der Intelligenz verantwortlich. Die Nachtruhe ist keine reine Entspannungssache wie einmal um den Block zu gehen, klassische Musik zu hören oder in der Stille herumzuliegen. Er gehört zu uns wie das Atmen und der Herzschlag. Er macht uns komplett. Er macht uns lebendig. Also wachen wir endlich auf – und schlafen gleich wieder ein.

Die verschiedenen Schlafphasen

Mit großen Schritten nähern wir uns nun also unserem Hauptdarsteller: dem Schlaf. Wobei es eigentlich falsch ist, einfach »der Schlaf« zu sagen. Denn unsere Nachtruhe besteht aus mehreren Phasen, die wir jede Nacht durchlaufen. Wie bei einer Perlenkette sind die einzelnen Elemente miteinander verbunden, wiederholen sich und bilden in der Summe einen geschlossenen Kreislauf – das schönste Schmuckstück für unsere Nächte.

Grob lässt sich unser Schlaf in Leichtschlaf, Tiefschlaf und Traumphasen unterteilen. Diese drei Stadien kehren während der Nacht in bestimmten Zyklen wieder, die nicht konkret, aber dennoch ungefähr in Zeiträume eingeteilt werden können: Zu Beginn eines jeden Zyklus steht die Traumphase, es folgen zunächst Leicht-, dann Tiefschlaf. Daran anschließend geht es in umgekehrter Richtung zurück: vom Tiefschlaf zum leichten Schlaf zur Traumphase. Sind diese in der Summe fünf Stadien durchlaufen, ist ein einzelner Schlafzyklus beendet und etwa eineinhalb Stunden vorbei.

Deshalb absolvieren wir, je nachdem, wie lange wir schlafen, ungefähr vier bis sechs Schlafzyklen pro Nacht, die alle einen bestimmten Auftrag und – abhängig von ihrem guten Gelingen – maßgeblichen Einfluss darauf haben, ob wir mit dem Gefühl aufwachen, »gut geschlafen« zu haben.

In unserem Körper ist während des Schlafens ziemlich viel los, wenn man bedenkt, dass wir dabei – ganz oberflächlich betrachtet – einfach nur rumliegen und die allermeiste Zeit überhaupt nichts mitbekommen, bis wir am nächsten Morgen unsere Äuglein öffnen.

Häufig wird aber nicht nur in drei unterschiedliche Phasen

unterteilt, sondern gleich in fünf. Bei dieser noch genaueren Aufschlüsselung werden Leicht- und Tiefschlaf nochmals zerlegt: in leichten und etwas tieferen Leichtschlaf sowie etwas leichteren und tiefsten Tiefschlaf. Diese Nuancen in den verschiedenen Schlafstadien sind besonders bei wissenschaftlichen Untersuchungen wichtig, wo es um feinste Messungen und Unterschiede geht, die alle akribisch festgehalten werden müssen. Das würde für uns doch ein wenig zu weit führen. Es reicht vollkommen aus, dass wir uns auf das Grundsätzliche konzentrieren, um den Schlaf besser zu verstehen. Deshalb bleiben wir im Folgenden auch bei der etwas einfacheren Dreiteilung.

Beginnen wir am Anfang einer Nacht. An diesem Punkt begegnet uns jemand, den wir bereits ziemlich gut kennen: die Einschlafphase, unser kleines Sensibelchen. Wir wissen, dass wir beim Einschlafen auf der Grenze zwischen Schlaf und Wachsein herumtänzeln – wir tauchen kurz in den Schlaf ein, werden wieder wach, tauchen ein, werden wach, bis uns der Absprung in Richtung Traumland endlich gelingt. Im Idealfall mit sehr guten Haltungsnoten.

Unser Körper ist dabei ganz entspannt, und langsam kommt auch der Geist zur Ruhe. Wann wir wirklich eingeschlafen sind, das lässt sich mithilfe der Wissenschaft und etwas Technik ziemlich gut erkennen, und zwar, indem Forscher einen Blick auf die EEG-Auswertung werfen.

Im Wachzustand ist die Linie unserer Hirnströme sehr flach und zittrig, wie eine eng geführte Schreibschrift. Das liegt daran, dass viele Nerven aktiv sind und wie wild miteinander kommunizieren: »Wann geht's endlich los?« – »Gleich, glaub ich!« – »Alle bereit?« – »Ja!« – »Ist es schon so weit?« – »Nein, aber gleich!« – »Alle bereit?« – »Ja!« – »Oh Gott, ich glaube, ich habe die Herdplatte angelassen!« – »Boah, echt jetzt?« – »Ruhe! Gleich fällt der Startschuss!«

Wenn dieses Wirrwarr in unserem Kopf leiser wird und wir langsam wegdriften, wird die Linie auf dem EEG immer ruhiger, der anfängliche Nerventrubel flaut ab, jeder Teil des Körpers weiß, was er nun zu tun hat. Am Abflachen der EEG-Auswertung erkennen die Forscher, dass gleich der Leichtschlaf beginnt: »Yeah, wir können jetzt ein bisschen relaxen. Kann mal jemand chillige Mucke auflegen?«

In unserem Inneren verlangsamt sich nun der Herzschlag, und unsere Atmung wird tiefer. Leichte Reize, wie eine zarte Berührung oder ganz leise Geräusche, können wir nun nicht mehr wahrnehmen. Der Leichtschlaf macht etwas mehr als die Hälfte unserer Nachtruhe aus – die meiste Zeit verbringen wir also in dieser Schlafphase.

Im Anschluss an den Leichtschlaf ändert sich unsere EEG-Kurve nochmals. Sie wird noch ruhiger und bekommt immer tiefere Täler. Die Nerven kommunizieren nun im selben Takt, ohne Hektik, ohne Chaos: »Leute, gute Nachrichten, habe die Herdplatte doch nicht angelassen!« – »Meine Nerven!«

Das gleichmäßige Wellenmuster nach dem Leichtschlaf signalisiert: Nun befinden wir uns im Tiefschlaf. Die erste Tiefschlafphase einer Nacht ist die längste. Sie dauert bis zu einer Stunde. Alle weiteren Tiefschlafphasen werden, bis wir wieder aufstehen, immer kürzer oder fallen in den Morgenstunden sogar ganz weg.

Für unseren Körper ist der Tiefschlaf sehr wichtig. In dieser Phase werden besonders viele Wachstumshormone ausgeschüttet, die unser Immunsystem stärken und dabei helfen, dass sich unsere Zellen regenerieren. Haut, Haare und Knochen wachsen nach, und der Reinigungsdienst kommt vorbei und entsorgt den Abfall des Stoffwechsels.

Man kann sich das ein bisschen so vorstellen wie das Ende einer Party, die alle Gäste schon verlassen haben. Der Gastgeber macht das Licht an und räumt eine Runde auf.

Und wo eben noch laute Musik aus den Boxen dröhnte, ist es jetzt ganz still.

Ohne die Tiefschlafphase kann sich unser Körper nicht richtig erholen, genauso wenig wie der Partyraum von ganz alleine wieder sauber wird. Und hier erkennt man eine Grundsätzlichkeit des Tiefschlafs: Wer feiert, der muss auch aufräumen. Im Partykeller genauso wie im Kopf, sonst breitet sich das Chaos immer mehr aus, und wir fühlen uns zunehmend unwohl.

Nach dem Tiefschlaf kehren wir erst noch einmal zurück in den Leichtschlaf, bevor wir beginnen zu träumen. Die Traumphase ist die sogenannte REM-Phase, nicht zu verwechseln mit der Rockband, die »Losing my Religion« gesungen hat. REM steht für »Rapid Eye Movement«, was man sinngemäß mit »schneller Augenbewegung« übersetzen kann. Denn während wir träumen, zucken unsere Augen hinter geschlossenen Lidern hin und her, ein bisschen Rock'n' Roll ist also auch hier im Spiel.

Spannend ist, dass unsere Hirnströme im Traum ähnlich aussehen, wie wenn wir wach sind. Träumen wir, kommt nämlich wieder Schwung in die Bude. Auch unser Puls und Energieverbrauch sind fast genauso hoch wie im Wachzustand. Das zeigt, wie aktiv die REM-Phase ist. Und in unserem Inneren erleben wir die wildesten Abenteuer: Wir können in weit entfernte Galaxien fliegen, Liebe machen, mit wem wir wollen, oder die wildesten Verfolgungsjagden meistern. Ziemlich viele Möglichkeiten dafür, dass wir eigentlich nur rumliegen und pennen. Blinde Menschen träumen übrigens auch ganz vielfältig und bunt – im Interview mit dem Blogger Heiko Kunert auf Seite 169 erfahren wir mehr dazu, wie sich die Träume von Blinden beschreiben lassen. Aber warum träumen wir eigentlich überhaupt Nacht für Nacht? Manche Forscher sind der Meinung, dass die REM-Phasen erste Aufwachversuche des Gehirns sind. Sie halten unsere Träume für bedeutungsloses Durcheinander an der Schwelle zwischen Schlaf und Wachsein. Andere jedoch sind überzeugt davon, dass unsere Träume überlebenswichtig sind. Sie glauben, dass wir im Traum bestimmte Situationen und Bewegungen ausprobieren und üben können. Auf diese Weise sind wir besser für unseren Alltag gewappnet. Ähnlich wie Trockenübungen an Land, bevor wir uns das erste Mal mit einem Surfbrett in die Wellen stürzen.

Besonders interessant wird es, wenn wir Alltagssituationen im Traum tatsächlich und bewusst üben können. Das ist dann der Fall, wenn wir uns die Fähigkeit des sogenannten Klarträumens angeeignet haben. Ein Klartraum ist ein Traum, in dem wir selbst das Ruder in die Hand nehmen und Regie führen. Wir erkennen im Traum, dass wir gerade träumen, und können ihn dann ganz gezielt steuern. Und zum Beispiel Bewegungsabläufe wiederholen und trainieren. Auf diese Weise könnten wir unsere Fähigkeiten zum Beispiel auf dem Skateboard oder auf dem Dancefloor verbessern, für die Schule lernen oder im Schlaf zum Musiker werden. Auf den Geschmack gekommen? Dann schnell auf Seite 102 blättern und das Interview mit Klartraumprofi Simon Rausch lesen.

Aber auch wer kein Klarträumer ist, profitiert von den nächtlichen Abenteuern. Und das funktioniert, so die Theorie, folgendermaßen: Im Traum werden neu gelernte Informationen mit unserem bestehenden Erfahrungsschatz zusammengebracht, und es wird experimentiert, was passieren könnte. Wer träumt, übt sozusagen das echte Leben in einer Welt mit anderen Gesetzen und kann so auch kreative, neue Lösungsansätze entwickeln. Fakt ist: Jeder Mensch träumt jede Nacht. Auch wenn wir uns häufig nur noch in Nuancen oder gar nicht mehr an unsere Träume erinnern. Warum das so ist, dazu im Kapitel »Aufwachen« später mehr.

Was der Grund für das nächtliche Kopfkino ist, darüber gibt es bis jetzt also nur Theorien. Besser Bescheid wissen die Forscher über die Inhalte unserer Träume. Auch wenn im Traum theoretisch alles möglich ist, läuft bei den meisten Menschen ein ähnlicher Film ab. Die häufigsten Träume sind: Man wird verfolgt, die Zähne fallen aus, man muss ganz dringend aufs Klo, man steht nackt vor Publikum, oder man hebt ab und beginnt zu fliegen. Fast auf der ganzen Welt sind das die Top Five-Träume. Und überall auf dem Erdball versuchen sich Menschen an Interpretationen.

Die verschiedenen Traumdeutungen reichen von Küchenpsychologie bis hin zu wissenschaftlichen Abhandlungen. Jeder sollte selbst entscheiden, ob und welchen Interpretationen er Glauben schenken will. Sehr vorsichtig sollte man aber spätestens dann sein, wenn die Banalität einer Deutung zum Himmel schreit.

Ein fiktives Beispiel, das zumindest so ähnlich durchaus ab und an vorkommt: In einem Artikel wird behauptet, dass jemand, der im Traum dringend auf Toilette muss, auch im echten Leben Druck ablassen sollte – also aktiver werden muss. Zufälligerweise wird mit dem Artikel auch gleichzeitig ein Trainingsgerät beworben, mit dem man sich so richtig auspowern kann. Bei solchen Interpretationen müssten die Alarmglocken ganze Arien singen. Es gibt unter den Traumdeutern eben auch einige Scharlatane, die versuchen, Menschen Unwahrheiten vorzugaukeln und ihnen Angst zu machen – um daraus Profit zu schlagen. Man kann es im Grunde auf eine einfache Formel herunterbrechen, um herauszufinden, ob man es mit einem seriösen Angebot zu tun hat oder nicht: Je stärker jemand behauptet, dass er Träume ohne Zweifel deuten kann, desto wahrscheinlicher ist er ein Schwindler.

Natürlich ist das nicht bei jeder Traumdeutung der Fall.

Entscheidend ist aber, dass man sich auf keinen Fall wegen irgendeiner Auslegung eines bestimmten Traumes verrückt machen lässt. Es ist nie einhundert Prozent klar, was wirklich der Auslöser für einen bestimmten Traum ist. Es können unterbewusste Botschaften sein, aber genauso die Verarbeitung von Erlebnissen oder ein inniger Wunsch von uns. Und deshalb gibt es auch nicht eine einzige und exakte Deutung, die für alle Menschen gilt. Wer zum Beispiel von einem Kuchen träumt, der sehnt sich vielleicht nach einer Bereicherung im Leben. Vielleicht hat man aber einfach am Tag davor Kuchen gegessen, Werbung für Backöfen gesehen, oder man ist auf Diät und vermisst tagsüber seine geliebten Süßigkeiten. Die Möglichkeiten sind endlos. Und weil das so ist, sollte man sich übrigens auch nichts denken, wenn man im Traum mal etwas Unanständiges anstellt.

Wer im Traum fremdgeht, der ist im wahren Leben deshalb noch keine treulose Tomate, die künftig durch alle Betten hüpfen wird, die ihren Weg kreuzen. Wer im Traum etwas klaut, der wird auch nicht zwangsweise ein Krimineller. Und wer im Traum die halbe Stadt terrorisiert, in dem schlummert noch lange kein brutaler Schläger, der nur darauf wartet, endlich ordentlich Fressen zu polieren.

Aber auch wenn wir das wissen, kann es sein, dass uns ein ganz bestimmter Traum so sehr beschäftigt und verfolgt, dass wir uns Sorgen machen. Dann können wir uns immer noch professionelle Hilfe beim Psychologen holen. Der kann Träume im Zweifelsfall nämlich besser – und vor allem fundierter – deuten als obskure Websites mit ihren halbseidenen Erklärungen.

Entgegen dem Vorurteil, das Thema sei nur etwas für Esoteriker, beschäftigte sich schon Sigmund Freud in seinem Buch »Die Traumdeutung« von 1899 damit. Freud glaubte, Träume seien verschlüsselte Botschaften, die es zu entschlüsseln gilt. Und spätestens seit der Entdeckung der REM-Phase gut ein halbes Jahrhundert nach Freud ist Traumdeutung auch etwas für seriöse Wissenschaftler.

Frauen erinnern sich übrigens häufiger und besser an Träume als Männer. Das liegt zum einen daran, dass Frauen im Durchschnitt schlechter schlafen und deshalb häufiger wach werden. Wer wach wird, hat eine größere Chance, sich zu erinnern. Zum anderen liegt die bessere Erinnerung aber auch an ihrer Sozialisation, denn Frauen sprechen deutlich häufiger über ihr Seelenleben, ihre Emotionen und auch über ihre Träume. Schon in jungen Jahren tauschen sich Mädchen mit ihren Müttern und Freundinnen öfter über das Geträumte aus, als Jungs das tun. Die bessere Traumerinnerung könnte also auch einfach ein Lerneffekt sein.

Unsere Sozialisation spiegelt sich auch in den Inhalten unserer Träume wider. Es ist zum Beispiel so, dass Männer öfter von anderen Männern träumen als von Frauen. Na, wer hätte das gedacht?

Früher ging man davon aus, dass dies die Folge eines Ödipus-Komplexes sei, womit wir einmal mehr bei Freud wären. Die durchaus umstrittene Theorie beruht darauf, dass sich sexuelle Wünsche eines Kindes unbewusst auf das Elternteil des anderen Geschlechts richten. In der Folge wird das gleichgeschlechtliche Elternteil, also bei den Jungs der Vater, als Rivale betrachtet, und ihm werden Gefühle wie Hass und Eifersucht entgegengebracht. Diese Gefühle gilt es dann im Traum zu verarbeiten. Wie gesagt: durchaus umstritten.

Mittlerweile gibt es noch eine andere Erklärung dafür, dass Männer häufiger von Männern träumen. Die unterschiedliche Geschlechterpräsenz im Traum lässt sich vielleicht auch darauf zurückführen, wem wir im Alltag begegnen und mit wem wir viel Zeit verbringen. Eine Studie unter Single-Männern, die Fächer studierten, in denen deutlich mehr Männer als Frauen unterrichtet werden, zeigte, dass die Studenten deutlich häufiger von Männern träumen. Der einfache Grund: Sie sind tagein, tagaus von ihren Geschlechtsgenossen umgeben. Wenn die Studenten aus demselben Studiengang in einer Beziehung mit einer Frau waren, dann kamen Männer und Frauen annähernd ausgeglichen oft in den Träumen vor. Die Ungleichverteilung von Frauen und Männern im Traum ist also keine böse Absicht, sondern schlicht und ergreifend das Ergebnis unseres Alltags.

Aber genug von wilden Träumereien, kehren wir in unser kuscheliges Bett zurück. Und dort liegen wir still und friedlich, auch wenn wir im Traum gerade gegen wilde Monster kämpfen oder über malerische Landschaften hopsen. Denn dass wir die geträumten Bewegungen auch tatsächlich ausführen, das verhindert ein weiterer Schutzreflex unseres Körpers: Unser Stammhirn, der älteste Teil unseres Gehirns, ist eine Steuerzentrale, die die überlebenswichtigen Funktionen wie unsere Atmung managt. Und zu diesen Basic-Aufgaben gehört auch, dass im Traum die Muskelimpulse nicht an unsere Muskeln weitergeleitet werden. Sie werden vom Stammhirn unterdrückt.

Obwohl das Kopfkino auf Hochtouren läuft, liegen wir fast komplett bewegungsunfähig im Bett. Zum Glück, denn es gäbe auch ein riesiges Trara, wenn unser Körper alles, was er im Traum gerade leisten muss, einfach in die Realität übertragen würde. Ohne den körpereigenen Schutzreflex stünden die Chancen demnach nicht schlecht, dass wir während unserer wilden Träume nicht nur unseren Matratzennachbarn verprügeln, sondern auch noch aus dem Bett plumpsen oder mit voller Wucht gegen die Schlafzimmertür rennen, weil wir uns gerade einer Horde Ninjas stellen. »Fight Club« wäre ein Kinderfilm dagegen.

Was ab und an aber dennoch vorkommt, ist, dass unsere

Arme und Beine etwas zucken, das hatten wir bereits im Kapitel der fiesen Einschlafkiller besprochen. Und deshalb wissen wir auch schon, dass uns das Zucken keinen Grund zur Sorge geben muss. Wenn wir nicht gerade träumen, dann sind Bewegungen im Schlaf übrigens ganz normal: Jeder dreht und wendet sich, während er schläft. So verhindert unser Körper, dass zum Beispiel Adern durch unser eigenes Körpergewicht abgequetscht werden, wenn wir gerade in einer ungünstigen Position liegen. Im schlimmsten Fall könnten sonst Haut und Nerven an der Druckstelle absterben. Die konstante Bewegung während der Nacht war vor allem in einer Zeit wichtig, als wir noch auf dem harten Boden schliefen. Der Schutzreflex ist uns geblieben – und leistet auch auf der weichsten Matratze seinen ehrenwerten Dienst.

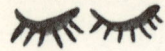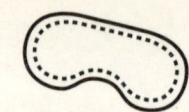

Gut geschlafen ...

... Simon Rausch?

Der Klartraumprofi weiß, wie man Herr im eigenen Kopf-Kino wird.

Interview

Na, hast du gut geschlafen?
Oh ja, ich habe sehr gut geschlafen, auch wenn die Nacht kurz war. Sechs Stunden Schlaf ist einfach zu wenig für mich.

Und weißt du noch, was du letzte Nacht geträumt hast?
Leider nein. Ich weiß zwar noch, dass ich mich am Morgen über meine komischen Träume gewundert habe, aber sie sind jetzt komplett weg. Ich kann mich leider nicht jeden Tag an meine Träume erinnern. Das kommt davon, wenn man kein Traumtagebuch mehr führt. Ich habe es aus Zeitgründen aufgegeben, da ich gegen Ende fast zwei Stunden pro Tag, oder eher Nacht, dafür gebraucht habe.

Was ist denn ein Traumtagebuch?
Ein Buch oder Heft, in dem man jeden Traum aufschreibt. Egal ob einzelne »Traumfetzen« oder ganze Abenteuer – man notiert alles, an das man sich erinnert, und zensiert nichts. Traumtagebücher sind wichtig, um die Traumerinnerung zu steigern. Die ist eine Grundvoraussetzung fürs Klarträumen.

Kannst du Klarträumen einmal erklären?

Ein Klartraum, auch bekannt als luzider Traum, hat drei Merkmale: Man weiß, dass man träumt. Man hat währenddessen die volle Kontrolle, als wäre man wach. Und der Traum fühlt sich absolut real an. Bei einem Klartraum hat man darüber hinaus unendliche Möglichkeiten und Freiheiten, die es im Wachzustand nicht gibt: Man kann fliegen, Personen treffen, Orte erschaffen. Einfach alles, was man will. Aber der Klartraum fühlt sich so wahrhaftig an wie das Gespräch, das wir gerade führen.

Wann hast du begonnen, dich für das Thema zu interessieren?

Nachdem ich den Film »Vanilla Sky« mit Tom Cruise gesehen hatte. Im Film verschwimmen reale Welt und imaginäre Welt. Als Zuschauer weiß man oft nicht, in welcher Welt man sich gerade befindet. Ich fragte mich, ob Träume wirklich so realistisch wie die Realität sein können. Dann bin ich auf das Klarträumen gestoßen – und das Thema hat mich sofort fasziniert. Ich wollte es unbedingt lernen.

Wie bist du vorgegangen?

Ich habe mich zunächst im Internet eingelesen, mir bald schon Bücher gekauft und verschiedene Übungen gemacht. Eine davon ist die sogenannte »Autosuggestion«. Dabei wiederholt man im Wachzustand immer wieder ein bestimmtes Mantra. Man sagt sich zum Beispiel vor dem Einschlafen: »Heute Nacht erlebe ich einen Klartraum!« oder »Sobald ich schlafe, erkenne ich den Traumzustand!«. Wer sich intensiv mit dem Wunsch nach einem Klartraum beschäftigt, der hat eine höhere Chance, dass das Thema auch nachts wiederkehrt. Und dann fällt es einem leichter, im Traum klar zu werden. Auch Meditation und Hypnose können dabei helfen. Es gibt zahlreiche Klartraumtechniken, manche sind eher simpel, manche sehr komplex, aber es gibt kein Patentrezept, das bei jedem funktioniert. Deshalb rate ich jedem, der es lernen möchte, sich intensiv einzulesen, Techniken auszuprobieren und seinen individuellen Weg zu gehen.

Wenn alles möglich ist – was hast du bei deinem ersten Klartraum angestellt?

Vor meinem ersten luziden Traum habe ich zwei Wochen verschiedenste Klartraumtechniken trainiert. Und dann hat es wirklich geklappt! Der erste Klartraum ist fantastisch, wenn man das Glück hat, dass er lange dauert. Bei mir waren es ein paar Minuten, und ich konnte es einfach nicht glauben: Alles fühlte sich so real an. Ich träumte, dass ich in meinem Schlafzimmer herumfliege. Mit einer Leichtigkeit, wie man sie vom Schwimmen im Wasser kennt.

Was machen Menschen am liebsten im Klartraum?

Schwer zu sagen, denn jeder ist individuell und sehnt sich nach anderen Erfahrungen oder Erlebnissen. Aber rein nach Gefühl würde ich die Top 3 so aufstellen: Auf Platz 1 steht Sex, auf Platz 2 das Fliegen und danach das Erkunden.

Oh man, das hätte man sich ja denken können. Gibt es denn Situationen, die so abgedreht sind, dass man sie auch im Klartraum nicht erleben kann?

Es gibt sicher Situationen, die schwer zu erreichen sind. Beispielsweise eine konstante Welt aufzubauen, die jede Nacht immer gleich ist. Ich halte es für möglich, aber dennoch für verdammt schwer. So schwer, dass es wohl nur wenige Klarträumer irgendwann schaffen.

Kann man Klarträume auch sinnvoll nutzen?

Na, aber klar! Man kann sich zum Beispiel einen Lehrer herbeirufen, der einem erlerntes Wissen noch einmal aufsagt, wodurch es besser und länger im Gedächtnis bleibt. Auf diese Weise lernt man zwar nichts Neues, aber durch die Wiederholung festigt sich das Wissen. Toll, wenn man Vokabeln oder Formeln pauken muss. Besonders spannend ist das Klarträumen auch für Sportler. Denn viele Sportarten wie Skifahren, Kampfsport oder Skateboardfahren kann man im Klartraum trainieren. Man wiederholt die bereits gelernten Bewegungsabläufe, während man schläft. Dadurch gehen sie in das Muskelgedächtnis über und können dann im Wachzustand schneller abgerufen werden. So wird man auch im Wachleben besser. Aber nicht nur für das Lernen oder Trainieren ist ein Klartraum sinnvoll. Man kann ihn auch nutzen, um sich seinen Ängsten und Phobien zu stellen und diese so auch im Wachleben überwinden.

Also als eine Art von Therapie?
Ja, denn der Vorteil von Klarträumen ist, dass man mit Ängsten nicht nur konfrontiert wird, sondern dass man aktiv werden, sich ihnen stellen kann. In einem Klartraum könnte ich zum Beispiel bewusst über eine Schlucht balancieren, weil ich weiß, dass mir nichts passieren kann, wenn ich falle. So stelle ich mich meiner Höhenangst. Als gutes Beispiel kann man auch die Albtraumtherapie nennen: Im Klartraum kann man direkt nach der Ursache des Albtraums forschen. So können sich zum Beispiel Versagensängste als das wahre Problem hinter einem »Monster« oder einem »Verfolger« herausstellen. Wenn man das erkannt hat, kann man im Wachleben daran weiterarbeiten. Und je nach Problem können die Albträume sogar verschwinden. Warum sollten sie auch wiederkehren? Sie haben ihre Botschaft vermittelt und deshalb keine Daseinsberechtigung mehr.

Hast du einen Tipp, um Klarträumen möglichst schnell zu lernen?

Das wurde ich schon häufig gefragt. Aber ich denke, »möglichst schnell« ist der falsche Ansatz. Man sollte sich auf etwas Arbeit einstellen. Ohne Arbeit keine Belohnung. Ich habe ja bereits die Autosuggestion angesprochen. Das ist so eine relativ einfache Klartraumtechnik, die den Lernprozess beschleunigt. Wichtig ist, dass man den Weg zum Klartraum ganz bewusst geht – und nichts erzwingen möchte. Denn beim luziden Träumen sollte man vor allem eines: Spaß haben.

Vielen Dank für das Gespräch und gute Nacht.

Z Die optimale Schlafdauer

Albert Einstein schlief angeblich jeden Tag neun Stunden, gelegentlich ist sogar von vierzehn Stunden die Rede. Und doch hatte der kluge Mann noch genug Zeit übrig, um sich die Relativitätstheorie auszudenken. Ganz anders Napoleon. Der soll nicht mehr als vier Stunden pro Tag geschlafen haben und nutzte seine restliche Zeit, um das damalige Europa zu unterwerfen – auch effektiv, irgendwie. Aber wer weiß, vielleicht war der mangelnde Schlaf auch erst der Grund für den Drang nach Invasionen, Blut und Feuer. Und wahrscheinlich würden wir irgendwann genauso abdrehen, wenn wir Nacht für Nacht nur vier Stunden Schlaf abbekämen. Reine Spekulation, nix für ungut. Widmen wir uns also nun folgenden Fragen: Wie viel Schlaf ist eigentlich genug? Und kann man zu viel von der süßen Versuchung naschen?

Schlafforscher gehen davon aus, dass jede Schlafdauer, die zwischen sechs und neuneinhalb Stunden liegt, normal ist. Denn genauso wie es Eulen und Lerchen gibt, gibt es auch Langschläfer und Kurzschläfer. Und keiner der beiden ist besser oder schlechter – wir kennen dieses Spiel bereits. Es kommt also nicht darauf an, wie viele Stunden wir schlafen. Sondern vielmehr, dass wir unseren Schlaf als erholsam empfinden und die Schlafdauer zu unserem natürlichen Rhythmus passt.

Dieses »Ich fühle mich bombastisch«-Gefühl am Morgen überkommt uns unabhängig davon, wie lange es gedauert hat, bis wir eingeschlafen sind, wie lange wir geschlafen haben oder wie häufig wir zwischendurch wach waren. Wer sich am Morgen körperlich und geistig erholt fühlt, der hat den Jackpot gewonnen: eine gute Nacht.

Die Schlafdauer ändert sich extrem im Laufe unseres Lebens: Neugeborene machen – mit kleineren Zwischenstationen für die Aufnahme und Abgabe von Nahrung – quasi nichts anderes als rumliegen und schlafen. Die kleinen Würmchen pennen, im Gegensatz zu den Erwachsenen, aber sowieso in kleineren Portionen. Ein paar Stunden Schlaf, dann wieder wach, dann wieder schlummern und danach lauthals nach Essen quäken. Den Nachweis für die unterschiedlichen Schlaf-Wach-Rhythmen tragen frischgebackene Eltern nicht selten als dunkle Augenringe im Gesicht spazieren.

Mit der Zeit pendelt sich der Schlafrhythmus der Kinder aber so ein, dass er zu einem »normalen« Tag-Nacht-Rhythmus passt. Mehr noch, dass er zum Rhythmus der Gesellschaft passt. Ganz recht gelesen, der Rhythmus der Kinder richtet sich nach dem sozialen Umfeld, in dem sie aufwachsen. Denn der Schlaf am Stück ist keine unumstößliche, naturgegebene Sache – aber dazu gleich mehr.

Gerade ältere Menschen tun sich oft schwer damit, am Stück zu schlafen. Bei vielen Senioren zerfällt der Schlaf wieder in Einzelteile, und der Nachtschlaf wird kürzer. Oft haben sie das Gefühl, dass sie viel zu wenig schlafen, da ihre Nachtruhe nicht mehr dieselbe ist wie früher. Viele ältere Menschen entwickeln mit den Jahren außerdem immer häufiger das Bedürfnis nach einem Mittagsschläfchen – oder auch nach einem Vormittags-, Mittags- und Nachmittagsschläfchen. In Summe ergeben diese vielen Einzelteile dann aber doch wieder eine ausreichende Menge an Schlaf – also gibt es keinen Grund zur Sorge.

Aber auch viele Menschen, die weder Babys noch Senioren sind, können nicht durchschlafen und verbringen ihre Nacht mit lesen, einmal um den Block spazieren oder die Staubmäuse auf dem Schlafzimmerboden zählen. Was ist also ein »normaler« Schlafrhythmus?

Sagen wir mal so: Der »Acht Stunden am Stück«-Schlaf ist ein relativ neues Phänomen und nicht ganz so natürlich, wie viele denken. Um das zu beweisen, empfiehlt sich eine kleine Zeitreise. Es gibt mehrere Wissenschaftler, die nicht müde werden, an dem Acht-Stunden-Mythos zu sägen. Beispielsweise der Amerikaner Arthur Roger Ekirch, der uns in seinem Buch »In der Stunde der Nacht« ein völlig anderes Bild vom Schlaf zeichnet, als wir es gewohnt sind. Der Historiker und Schlafforscher durchforstete Tagebücher, Gerichtsdokumente, alte medizinische Studien und die großen Literaturklassiker nach Hinweisen auf die Nachtruhe der einzelnen Protagonisten. Und wurde fündig.

Um es kurz zu machen: Die durchgeschlafenen Nächte sind eine moderne Erfindung, die es so erst seit Beginn des letzten Jahrhunderts gibt. Im Mittelalter zum Beispiel schlief man in zwei Etappen – und da es alle so handhaben, war das auch nichts Ungewöhnliches.

Nach getaner Arbeit legte man sich das erste Mal schlafen – und knackte vor lauter körperlich anstrengender Feldarbeit, Holzgehacke oder Tierefüttern auch ruckzuck weg. Nach etwa vier Stunden wachte man wieder auf und tat, was eben sonst noch so anstand: Man genehmigte sich einen Mitternachtsimbiss, betete oder gab sich voll und ganz der Lust hin. Sex war ein beliebter Zeitvertreib, um die nächtliche Pause vergnüglich zu gestalten. Auch ein kleiner Besuch bei den Nachbarn oder ein Plausch am Gartenzaun war zur nächtlichen Stunde kein ungewöhnlicher Anblick. Bis man sich wieder ins Bett begab und weiterschlief.

Nun leben wir aber nicht mehr im Mittelalter. Und das ist auch gut so, denn zu dieser Zeit hatten die Menschen Besseres zu tun, als sich etwa ausreichend um die Hygiene zu kümmern. Man kippte völlig unbekümmert den Inhalt des

Nachttopfs auf die Straße. Wenn dort gerade jemand entlangspazierte – tja, scheiße gelaufen.

Auch ein bisschen besser, oder sagen wir anders, geworden ist das Unterhaltungsprogramm, mit dem wir uns inzwischen die Zeit vertreiben. War es im Mittelalter noch ein großer Spaß, sich Hinrichtungen oder Hexenverbrennungen anzuschen, glotzen wir heute lieber Dschungelcamp oder Fußball. Besonders angenehm: Rothaarige Menschen müssen sich inzwischen nicht mehr darum sorgen, dass sie als Komplize des Teufels gebrandmarkt oder angezündet werden. Schon ziemlich fortschrittlich.

Was allerdings unseren Schlaf betrifft, so könnte die Entwicklung, wenn es nach Historiker Ekirch geht, sogar mehr Rückschritt als Fortschritt sein – weil sich unser moderner Schlafrhythmus schlicht als unnatürlich herausstellen könnte. Heißt auch: Der Schlaf in Etappen, sogenannter segmentierter Schlaf, ist eine völlig normale Sache, die keinen Grund zur Sorge bieten sollte. Im Gegenteil: Laut Ekirch kommt er sogar näher an unseren natürlichen Schlaf heran, wie er über Tausende Jahre praktiziert wurde.

Dafür spricht auch eine Untersuchung des US-Schlafforschers Thomas Wehr. Er ließ seine Probanden täglich vierzehn Stunden in völliger Dunkelheit verbringen. Nach einigen Wochen begannen die Versuchspersonen ganz von alleine, ihren Schlafrhythmus in zwei Phasen zu unterteilen. Dazwischen, in der kurzen Wachphase, lagen etwa ein bis zwei Stunden. Dieses Ergebnis zeigt, dass es also nicht ungewöhnlich sein muss, wenn man nachts mal ein Stündchen wach ist. Und vor allem, dass wir uns keine Sorgen darüber machen müssen. Denn erst wenn wir es als Abweichen von der Norm oder als krankhaft betiteln, dann fühlen wir uns schlecht, sind angespannt und finden gar keinen Schlaf mehr. Aber warum kam es überhaupt zu dieser Veränderung? Ganz einfach: Die fehlende Glühbirne war die Ursache. Für die künstliche Lichtquelle können wir uns posthum bei Thomas Alva Edison bedanken, der Licht brachte, wo – wenn es nach der Natur ginge – keines mehr hätte sein dürfen. Bei dem Experiment wurde die Glühbirne jedoch ausgesperrt, und die Dunkelheit zog ein. Im Anschluss veränderten sich der Nachtschlaf der Probanden und wurde langsam zweigeteilt. Verdächtig ähnlich wie es im Mittelalter bereits war – vielleicht ist am segmentieren Schlaf also mehr dran, als wir vielleicht denken.

Was sagt uns das alles? Wenn wir eh schon wach sind und an Schlaf nicht zu denken ist, dann kann man die Zeit auch sinnvoller nutzen, als verkrampft im Bett zu liegen und darauf zu warten, dass man endlich, endlich wieder einschläft. Und wenn es dem persönlichen Rhythmus entspricht, dass man nicht am Stück, sondern lieber in Etappen schläft, dann ist auch das völlig okay und nicht unbedingt sofort ein Grund, sich wegen Schlafstörungen Sorgen zu machen. Wir haben nun ja schon oft genug betont, dass es immer am gesündesten ist, dem natürlichen Schlaf-Wach-Rhythmus nachzugeben. Man muss nur selbst herausfinden, was das Beste für einen ist.

Wenn wir auf unseren Körper hören, schlagen wir zudem auch noch der Industrie ein Schnippchen. Denn die Werbung gaukelt uns vor, dass nur derjenige erholsam schläft, der nachts niemals das Bett verlässt, vor allem nicht um pinkeln zu gehen, und morgens wie ein junges Reh aus den Federn hüpft. Dass das nicht so sein muss, zeigt die Geschichte. Der durchgehende Schlaf gilt für viele Menschen als Ideal. Aber er ist es eben nicht zwingend. Versteifen wir uns also nicht auf das, was als Norm gilt – warum auch: Wer immer nur der Herde folgt, der rennt am Ende nur Ärschen hinterher!

Kleines Nickerchen, große Wirkung

Egal, ob auf der Strandliege, im Zug oder im Bett: Das Schläfchen zwischendurch ist immer eine gute Idee. Nicht nur für Rentner. Und deshalb sollte es jeder von uns auch mal ausprobieren. Dieser Meinung ist auch der Kosmonaut Reinhold Ewald, der im Interview auf Seite 251 sogar ein Schläfchen in der Schwerelosigkeit empfiehlt. Wer sich tagsüber nicht ausgeruht fühlt, der kann zwischendurch die Akkus wieder aufladen, indem er sich kurz eine Runde aufs Ohr haut. Die Betonung liegt dabei auf: kurz. Denn wer zu lange pennt, den knockt das Schläfchen vielleicht endgültig aus.

Zwanzig bis dreißig Minuten, sagt die Wissenschaft, sind für ein Nickerchen ideal. Denn innerhalb dieser Zeitspanne verlassen wir die Leichtschlafphase nicht. Stellen wir uns vor, wir sind beim Sport und machen uns ausreichend warm. Auch wenn wir uns danach eine kurze Pause gönnen, ist der Körper trotzdem bereit, wieder Vollgas zu geben, solange die Wärme noch im Körper ist.

Mit einem zwanzig- bis dreißigminütigen Nickerchen verhält es sich ähnlich: Das Aufstehen fällt uns leicht, und wir können im Anschluss wie ein Flummi aus dem Bett springen. Schlafen wir länger als eine halbe Stunde, kommen wir langsam in die Tiefschlafphase. Werden wir dann wach, sind wir schlaftrunken und völlig Banane im Kopf. Damit hätte das Schläfchen natürlich genau den gegenteiligen Effekt als den, den wir erreichen möchten. Deshalb sollten wir uns immer brav den Wecker stellen, wenn wir uns untertags ein kleines Nickerchen gönnen – oder einen Schlafwächter unseres Vertrauens engagieren.

Das Nickerchen, neudeutsch Power-Nap, gehört in einigen Ländern zur Kultur dazu. In Teilen Lateinamerikas oder in Spanien zum Beispiel. Dort hält man Siesta. Oder besser gesagt: Man hielt Siesta. Denn in den Metropolen wie Barcelona oder Madrid haben sich die Arbeitszeiten längst an europäische Standards angepasst.

Aus Siesta-Spanien, dem Mekka der Mittagsschläfer, wurde der wache Westen. Viele junge Spanier kennen die leer gefegten Straßen zur Mittagszeit nur noch aus Erzählungen ihrer Großeltern. Betrachtet man Statistiken, dann sieht man schnell, dass sich die Spanier inzwischen nicht mehr und nicht weniger oft mittags aufs Ohr hauen als in anderen europäischen Ländern.

Ganz anders in Japan, wo die Tradition schon immer eine große Rolle spielte. Dort heißt das Nickerchen »Inemuri« und wird mit vollster Hingabe zelebriert. Im Land der aufgehenden Sonne schlummern Politiker im Parlament, Schüler vor ihren Lehrern und jeder mit schweren Augen in der U-Bahn. Das Wort »Inemuri« kombiniert die Begriffe »Schlaf« und »anwesend sein« miteinander – und darauf kommt es beim japanischen Schläfchen an. Sofort einschlafen, wo immer man auch gerade ist, und sofort wieder hellwach sein, wenn man es sein muss.

Fairerweise muss man dazusagen, dass diese öffentlichen Nickerchen nicht aus Jux und Dollerei Teil der japanischen Kultur sind. In Japan wird hart und lang gearbeitet, und die Wege zwischen dem Zuhause und der Arbeitsstelle nehmen viel Zeit in Anspruch. Fast acht Millionen Menschen nutzen die U-Bahn in der Metropole Tokio deshalb täglich, um nicht nur die langen Arbeitswege zu meistern, sondern auch etwas Kraft zu tanken. Manchen Japanern gelingt das sogar im Stehen. Dabei hilft, dass es in den U-Bahnen in Tokio grundsätzlich deutlich leiser ist als hierzulande. Denn die Japaner legen großen Wert darauf, Mitreisende nicht mit lautem Gerede – geschweige denn lauten Telefonaten – zu belästigen. Das kommt dem Power-Nap natürlich entgegen.

Die Japaner schlafen laut der amerikanischen National Sleep Foundation so wenig wie kaum eine andere Nation: im Schnitt sechs Stunden und zweiundzwanzig Minuten pro Nacht. Da können einem die Augen vor lauter Müdigkeit schon mal in der Öffentlichkeit zufallen. Hinzu kommt, dass die Japaner oft dankenswerterweise darüber hinwegsehen, wenn sich der Kopf des schlafenden Nachbarn auf die eigene Schulter verirrt. Und während man sich bei uns für jedes Gähnen entschuldigt, wird das öffentliche Nickerchen in Asien sogar von der Regierung empfohlen, und manche Unternehmen haben das Recht auf einen Power-Nap mittlerweile im Arbeitsvertrag verankert.

Wer hierzulande den Chef fragt, ob er in der Mittagspause eine halbe Stunde dösen kann, erntet wohl nicht mehr als einen müden Blick. Denkt man am Arbeitsplatz ans Schlafen, gilt man als faul. Und selbst wenn der Chef anders darüber urteilt und die Power-Nap-Idee auf offene Ohren stößt, gibt es häufig keine geeigneten Räumlichkeiten für die Auszeit im Büro – keinen ruhigen, dunklen Raum mit Liegen, vielleicht einer Decke, um sich entspannt zurückzuziehen.

Dabei macht schon ein kurzes Schläfchen so einiges aus. Die Doktorin Sara Mednick, die das Buch »Take a nap! Change your life« schrieb, fand mit ihrem kalifornischen Forscherteam heraus, dass man seine Leistung nach einem Nickerchen um bis zu vierzig Prozent steigern kann. Um das herauszufinden, unterteilten die Forscher bei ihrer Untersuchung einundachtzig Probanden ihrer Studie in zwei Gruppen, die verschiedene Rätsel und Quizfragen lösen mussten.

Zwischen den Tests, die sowohl am Morgen als auch am Nachmittag stattfanden, gab es eine Pause. In dieser Zeit sah sich die eine Gruppe einen Film an, die andere legte sich aufs Ohr. Nach dieser Mittagsbeschäftigung gab es neue Aufgaben zu lösen und siehe da: Die Mittagsschläfer schnitten nicht nur besser ab als die Wachgebliebenen, sondern sie toppten zum Teil sogar ihre eigenen Leistungen vom Morgen. Vielleicht sollte man das mal dem Chef erzählen, wenn er den Antrag auf ein Team-Nickerchen mit einem roten »Abgelehnt«-Stempel versieht und gleich noch die Androhung einer Abmahnung hinterherschickt.

Vielleicht könnte ein ganz einfacher Vergleich helfen, die eigenen Argumente zu untermauern: Ein Nickerchen ist ein bisschen wie das Ladekabel des Handys. Kurz anschließen, und schon kommt ein Teil der verbrauchten Energie zurück. Klingt logisch, oder?

So manches Start-up hat das Potenzial eines Schläfchens bereits erkannt und bietet seinen Mitarbeitern Ruheräume für den kleinen Power-Boost zwischendurch an. Und aus dieser Idee lässt sich sogar ein Geschäftsmodell entwickeln: Eine junge Unternehmerin hat das Bedürfnis von – vor allem, klar – Geschäfts- und Büroleuten erkannt und in Berlin einen Laden eröffnet, in dem man eine Liege buchen kann. Für ein paar Euro gibt es noch eine Tasse Tee obendrein.

Das Nickerchen ist dabei aber mehr als »nur« das Aufladen des eigenen Akkus. Es ist auch eine kleine, kurze und angenehme Flucht aus einer Welt, die immer effizienter und leistungsorientierter wird. Heute ist man umgeben von Maschinen, die natürlich niemals müde werden. Und deshalb kann man schon mal das Gefühl bekommen, dass man selbst genauso funktionieren muss wie sie. Aber das geht eben nicht.

Und aus genau diesem Grund darf man auch mal sagen: »Steigert das Bruttosozialprodukt schön ohne mich. Denn ich optimiere jetzt mal mich selbst.« Viva la Siesta!

Schlafen auf Vorrat

Die Akkus aufladen mit einem kurzen Nickerchen zwischendurch klappt also prima. Aber wie sieht es denn mit Vorschlafen aus? Es wäre doch wirklich eine wunderschöne Vorstellung: Man weiß ganz genau, dass die nächste Woche wieder viel Stress mit sich bringt und man wenig Schlaf bekommt. Und weil das so ist, legt man sich am Sonntag einfach hin – zwanzig Stunden am Stück – und schläft vor, stöpselt sich sozusagen in weiser Voraussicht einen zweiten Akku an. Und so übersteht man die kommende Arbeitswoche völlig unbeschadet und geht am nächsten Freitag auch noch so richtig schön bis fünf Uhr morgens feiern. Zum Beispiel mit DJ Hell, den wir im Interview auf Seite 141 treffen.

Aber: Das Schlafkonto auffüllen, solange man die Zeit und Ruhe dafür hat und später davon zehren – geht das? Diese traumhafte Vorstellung zerplatzt leider so schnell wie eine Seifenblase, die sich an den Kaktus kuschelt: Nein, »Vorschlafen« ist leider nicht drin!

Man muss sich den Schlaf wie das Konto eines Studenten vorstellen: Schulden machen klappt ganz wunderbar. Aber Guthaben anhäufen, das geht leider nicht. Das Einzige, was funktioniert, ist, dass das Schlafkonto wieder auf null gesetzt wird. Und zwar dann, wenn der tüchtige Student ein paar Überstunden einschiebt – und fleißig schläft.

Egal ob Student, Manager oder Klempner: Wir laufen alle mit einem unsichtbaren Schlafkonto herum. Tagein, tagaus, ohne dass wir uns dessen bewusst sind. Und wer nicht einmal weiß, dass er ein Schlafkonto besitzt, der ist sich erst recht nicht darüber im Klaren, wie fett das eigene Minus auf diesem Konto längst geworden ist.

Fast alle Menschen in unserer modernen Gesellschaft haben über die Jahre einen Berg an Schlafschulden angehäuft. Aber anders als nach einem lustigen Poker-Abend sind diese Schulden keine Ehrensache, sondern das Ergebnis unserer verqueren Beziehung zum Schlaf. Wir leben in einer unausgeschlafenen Gesellschaft, sind chronisch übermüdet und treten den Schlaf im Schwanzvergleich auch noch mit Füßen. Wenn das so weitergeht, wird irgendwann ein so gigantisches Minus auf unserem Konto stehen, dass wir Insolvenz anmelden müssen – und die dadurch entstandenen psychischen oder physischen Konsequenzen tragen müssen.

Deshalb sollten wir nun freiwillig nachsitzen, pardon, nachliegen und versuchen, unser Schlafkonto mal wieder ein wenig aufzustocken. Das Ziel: Aus dem Minus soll schon bald eine dicke, schwarze Null werden. Stellen wir uns ein Wasserglas vor: Man kann ein leeres Glas zwar wieder auffüllen, aber man kriegt niemals einen Liter Wasser in ein Glas, das nur 0,5 fasst. Genauso ist es mit dem Schlaf. Die Zauberformel hier lautet: Wir können zwar nicht vor-, aber immerhin nachschlafen.

Aber auch hier gilt: Bloß nicht übertreiben, denn wer die neue Power dafür nutzt, seine Schlafschulden sofort wieder zu steigern, indem er das Festivalwochenende durchtanzt oder die ganze Nacht nonstop arbeitet, der dreht sich nur im Kreis und kommt dem großen Ziel der schwarzen Null niemals näher.

Gut gebettet

Wenn wir uns zum Schlummern niederlegen, dann tun wir dies in der Regel in unserem Bett – das kleine, aber feine Paradies der Nacht. Wie auf Wolken gebettet, genau so soll es sich anfühlen. Tja. Die Realität ist jedoch meist eine andere.

Rückenschmerzen, weil unsere Matratze viel zu hart oder zu weich ist, ständiges Hin- und Herwälzen, weil die Unterlage unbequem ist, oder aber man wird von nervtötenden Quietschgeräuschen gestört, weil unser Gestell in Wirklichkeit leider nicht nur *eine* Schraube locker hat. Das kann einem ganz schön den süßen Schlummer versalzen. Und wenn das so ist, muss man das Problem eben lösen. Zum Wohle des Schlafs.

Doch bis das Paradies der Nacht seinem Namen endlich wieder alle Ehre macht, kann es eine Weile dauern. Stunden verbringen wir im Internet auf mehr oder weniger guten Ratgeberseiten, stundenlang laufen wir durch die großen und kleinen Bettenhäuser der Republik, liegen Probe auf allen möglichen Matratzen und in allen möglichen Betten. Zerbrechen uns den Kopf, ob eine weiche oder eine harte Matratze besser ist. Ja, hüpfen zum Test sogar in die Betten unserer Freunde, um herauszufinden, wie die wohl so liegen und ob das auch etwas für uns wäre: »Möchtest du einen Kaffee oder lieber ein Bier?« – »Einmal Probeliegen wäre schön.« – »Bitte was?!«

Nach schier endlosen Tagen und Wochen hat man dann vielleicht – endlich! – eine grobe Orientierung, was man braucht, was nicht, was einem guttut, was eher schlecht. Und dann doktert man an den Einzelteilen herum: Kauft sich ein neues Bettgestell, besorgt einen neuen Lattenrost oder schafft sich eine neue Matratze an. Und am Ende hat man dasselbe Ergebnis wie davor – nur in neu und in teuer. Kein Witz: Rund ein Drittel der Deutschen ist nach dem Bettenkauf unzufrieden. Höchste Zeit also, dass wir uns einmal in Ruhe ansehen, wie wir dem Traum vom Wolkenpalast ein kleines Stück näherkommen.

Dazu müssen wir erst einmal die Grundlage schaffen. Denn bevor wir uns die Vor- und Nachteile der verschiedenen Modelle genauer ansehen, muss uns klar sein, was für eine Unterlage wir tatsächlich brauchen.

Das erste Kriterium, das maßgeblich beeinflusst, wie unser Bett zum Paradies wird, ist offensichtlich: Jeder Mensch ist anders gebaut. Die einen sind hochgewachsen und dünn wie eine Bohnenstange. Die anderen klein und rundlich wie ein Kürbis. Wieder andere sind groß und stämmig oder klein und schlank – und eben alles dazwischen.

Diese Unterschiedlichkeit ist nicht nur ganz wunderbar, sondern auch essenziell für die richtige Wahl des Bettes. Deshalb ist es auch absolut verboten, im Geschäft zu mogeln und sich dem Verkäufer als Bohnenstange zu verkaufen, obwohl man doch eigentlich ein Kürbis ist. Ganz abgesehen davon, dass der eh nicht darauf hereinfällt – uns aber natürlich auch nicht verprellen will. Der Kunde ist bekanntlich König. Und wenn Ihre Majestät eine Bohnenstange sein will, obwohl sie ein Kürbis ist: sehr wohl!

Im Anschluss an die ehrliche Selbsteinschätzung werden wir etwas konkreter: Der menschliche Körper ist – Bohnenstange oder Kürbis – kein Designer-Gemüse, sondern eher bio. Er hat also dickere und dünnere, schrägere und geradere Körperstellen, die mehr oder weniger wiegen. Deshalb muss die ideale Unterlage auf diese unterschiedlichen Körperregionen angepasst werden, genau so, wie es ein Statiker beim Hausbau tut.

Die Schultern und das Becken sind in der Regel schwerer und breiter und sollten deshalb tiefer in die Matratze einsinken können. Das ist bei modernen Modellen aber eh meistens der Fall – also keine Sorge. Wichtig ist, wie gesagt, nur, dass das Modell auf unsere persönlichen Körpermaße und unsere Masse abgestimmt ist und da Halt gibt, wo wir ihn brauchen, womit wir wieder bei der Statik wären.

Hinzu kommt unsere eigene Erfahrung. Jeder Mensch hat schon an verschiedenen Orten und in verschiedenen Betten beziehungsweise auf verschiedenen Untergründen geschlafen. Also lohnt es sich, einfach mal zu resümieren, wo wir zuletzt ganz himmlisch gepennt haben. War es vielleicht das Wasserbett im letzten Urlaub? Der harte Futon im Gästezimmer von Freunden? Oder versetzen uns überdimensionierte Matratzen erst so richtig in Ekstase?

All diese Puzzleteile fügen wir nun zusammen und notieren uns eine Liste mit Top-Eigenschaften für unser persönliches Paradiesbett. Die könnte etwa so aussehen:

- Ich mag sehr weiche Unterlagen
- Das Bett sollte nicht zu groß sein, sonst fühle ich mich ganz verloren
- Mir wird sehr schnell kalt
- Mein Bett muss die Wärme gut speichern
- Verstellbares Kopfteil beim Lattenrost ist super
- Metall-Optik ist nicht so schön, Holz-Optik viel schöner

Bei der Überlegung, wie das ideale Bett beschaffen sein muss, sollten wir uns übrigens nicht ausschließlich auf Erfahrungen aus verschiedenen Urlauben beschränken, da diese das Ergebnis verfälschen können. Wenn wir ferne Länder bereisen, Sehenswürdigkeiten erkunden oder den ganzen Tag einfach nur am Strand zubringen, wo die einzige Anstrengung darin besteht, auf der Cocktailkarte die richtige Wahl zu treffen, dann ist das natürlich nicht Alltag.

Entsprechend ist das gute oder schlechte Schlafen im Urlaub auch nichts, was sich auf unser normales Leben eins zu eins übertragen lässt. In Ausnahmesituationen schlafen wir nämlich anders – mal sind wir so entspannt und relaxt, dass wir nicht mehr brauchen als eine Strandliege am Meer, um in den tiefsten Schlummer zu fallen. Aber stellen wir uns deshalb gleich eine Strandliege ins Schlafzimmer?

Und dann gibt es wiederum Momente, in denen machen wir im ausgeklügelten Hightech-Hotelbett kein Auge zu, da uns fremde Geräusche und Gerüche vom Eigentlichen, nämlich einer guten Nacht, ablenken. Würden wir deshalb aber auch grundsätzlich auf ein Hightech-Bett im Schlafzimmer verzichten? Eher nicht.

Natürlich kann aber ein besonderes Bett im Luxushotel oder eine Matratze, die einen ganz anderen Härtegrad hat als unsere, auch als Orientierung dienen. Zum Beispiel dann, wenn man nach einer sehr guten Schlaferfahrung auf einer weicheren Matratze ins Grübeln kommt, ob die jahrelange Überzeugung, man schlafe auf harten Matratzen besser, nicht doch ein Trugschluss war.

Lassen wir bei unseren Überlegungen, was für Betten wir gerne hätten, also sowohl einzelne Aha-Erlebnisse aus unseren Urlauben einfließen als auch unsere Erfahrungen, die wir zu Hause, im Bett des Partners oder bei Übernachtungen bei Freunden und Verwandten gemacht haben: Was war gut und was hat uns in den Wahnsinn getrieben – und diesen bunten Strauß an Eigenschaften, Pros und Contras notieren wir uns.

Mit dieser gut überlegten Liste in der Hand stehen wir dann irgendwann in der Bettenabteilung eines Kaufhauses – perfekt vorbereitet und nicht wie der Ochs vorm Berg. Auch im Online-Shop-Gewirre hilft die Liste dabei, die Orientierung zu behalten. Denn so eine Auswahl an den verschiedensten Betten und Matratzen kann auch verwirren. Irgendwie sieht doch alles fast gleich aus, vor allem die Matratzen: weiß und rechteckig. Wer soll sich da ohne Vorbereitung noch auskennen? Eben.

Außerdem ist so ein Bett oder eine Matratze ja keine Anschaffung, die man einfach mal eben im Vorbeigehen macht. Ein Bettkauf will gut überlegt sein, schließlich verbringen wir viele Stunden pro Tag darin. In der Regel deutlich mehr als auf unserem Sofa und sowieso mehr als im Auto, dennoch scheint es häufig so, dass wir auf jene Akribie, mit der wir eine Couch oder ein Auto auswählen, beim Bettenkauf einfach verzichten. Doch hier kommen wir auch gleich zu einer zweiten Herausforderung, die wir in der Bettenabteilung überstehen müssen: An fast jeder Ecke locken rote Rabattschilder. Aus irgendeinem Grund ist im Bettenparadies nämlich immer »Sale« – und das animiert natürlich zum Kauf, da kann man sein eigentliches Ziel schnell mal aus den Augen verlieren. Bewaffnen wir uns also lieber mit den knallharten Fakten, die auf unserer Liste stehen, um aus der Bettenschlacht als Sieger hervorzugehen: Wie bin ich gebaut, und was sind Eigenschaften, die mein Bett unbedingt haben sollte? So können wir spontanen Preisverlockungen oder der etwas zu gut gemeinten Kaufempfehlung eines Verkäufers besser standhalten.

Der Grundstein für das richtige Bett ist somit gelegt, und wir wissen, worauf es ankommt – nun müssen wir nur noch das passende Modell finden. Definitiv leichter gesagt als getan. Sehen wir uns also in aller Seelenruhe an, was wir zur Auswahl haben.

Das richtige Bettsystem

Zunächst steht die Entscheidung im Raum, welches Bettsystem das richtige für uns ist. Im Normalfall haben wir die Wahl zwischen Wasserbett, Boxspringbett oder der klassischen Matratze mit Lattenrost. Was sind also die Vor- und Nachteile dieser unterschiedlichen Varianten?

Als Erstes nehmen wir das Wasserbett genauer unter die Lupe. Erfunden haben die mit Wasser gefüllte Matratze wahrscheinlich die Nomaden, die keinen Bock hatten, in den kalten Wüstennächten zu frieren. Deswegen legten sie tagsüber Wasserbeutel in die Sonne. Diese speicherten die Wärme und gaben sie wieder ab, wenn die Temperaturen in der Nacht fielen. So hatte man in der Wüste eine wohlig warme Unterlage, und zwar ganz ohne Heizkosten oder Mühen, ein Feuer am Brennen zu halten. Klar, so ein Lagerfeuer, das fröhlich vor sich hinlodert, ist auch nicht gerade der beste Begleiter für einen unbesorgten, tiefen und ruhigen Schlaf.

Die Temperatur ist auch bei modernen Wasserbetten einer der größten Vorteile. Mit Hilfe einer Heizung wird das Wasser im Bett aufgeheizt, was besonders im Winter Frostbeulen beglückt. Ein weiterer Vorteil: Man kann selbst bestimmen, wie prall man seine Matratze befüllt.

Wer gerne hart schläft, der lässt besonders viel Wasser einlaufen; wer es weicher mag, der gibt sich mit weniger zufrieden. So ist man auf Dauer flexibel und kann ausprobieren, welcher Härtegrad einem am meisten zusagt. Auch nach dem Einzug in die heimischen vier Wände bleibt die Matratze also nicht für immer und ewig dieselbe.

Weil wir gerade über den Füllstand sprechen. Die Angst, dass ein Wasserbett eines Nachts mit einem ohrenbetäubenden Knall platzen könnte, ist völlig unbegründet. Das wird nicht passieren. Und zwar ganz egal, wie akrobatisch wir Matratzensport betreiben oder ob eine übermütige Kinderschar es als Trampolin gebraucht.

In diversen Unterhaltungsshows wurde bereits getestet, was Wasserbetten im wahrsten Sinne des Wortes so stemmen können. Mal stapelte sich eine Menschenpyramide auf dem Bett, mal rollte ein Geländewagen darüber, und sogar einen Elefanten ließ man schon drüberstapfen. In allen Fällen blieb das Wasserbett heil. Denn das Einzige, was tatsächlich Schaden anrichten kann, sind spitze Gegenstände, und die müsste man schon mit voller Wucht in das Bett rammen. Doch selbst wenn mal ein Loch entstehen sollte, schwimmt nicht gleich unsere ganze Wohnung davon. Das Wasser, das durch Löcher oder kleine Risse nach außen dringen könnte, sickert in eine Sicherheitsfolie, und die Wohnung bleibt so garantiert trocken. Aber wie gesagt, dass es überhaupt so weit kommt, ist ganz schön unwahrscheinlich.

Der letzte große Vorteil eines Wasserbettes ist die Hygiene. Die meisten Modelle sind mit einem Bezug ausgestattet, den man abnehmen und waschen kann. Die Matratze selbst lässt sich meist einfach abwischen. Im Vergleich zur normalen Matratze, in der sich Staub, Schweiß, Milben und – weiß der Kuckuck, welche – Körperflüssigkeiten ansammeln, kann sich das Saubermann-Image der Wasserbetten wirklich sehen lassen. Was vor allem Allergiker freuen dürfte.

Aber der feuchte Traum vom Schlafparadies hat auch einige Nachteile: Der erste liegt in der Natur der Sache – denn Schlafen auf Wasser ist eindeutig nichts für jedermann. Was für den einen beruhigend ist, findet der Nächste ganz schrecklich grauenhaft. Aber genau das ist der springende Punkt – es gibt bei Wasserbetten im Grunde kein Mittelmaß zwischen den beiden Extremen. Entweder man liebt es, oder man hasst es.

Diese Voraussetzung macht es natürlich auch schwer, wenn man nicht alleine, sondern zu zweit schlafen möchte. Will ein Partner partout nur auf einem Wasserbett schlummern, der andere aber nicht, dann wird nichts aus einer gemeinsamen geruhsamen Nacht. Ganz im Gegenteil. Klar ist, dass es seine Zeit braucht, bis man sich an das Gefühl gewöhnt hat, dass jede Bewegung Wellen schlägt. Ebenso wie jede Bewegung des Partners. Denn auch der kann sich nicht mehr unbemerkt von links nach rechts rollen. Und dieses Auf und Nieder, immer wieder, kann sich nicht nur ungewohnt anfühlen, sondern auch ungewohnt anhören. Denn das Wasser, das in der Matratze von links nach rechts schwappt, kann schon mal Geräusche machen. Deshalb sollte auch jeder, der es in Betracht zieht, sich ein Wasserbett zu kaufen, dieses vorher ausgiebig testen – am besten eine längere Zeit. Beim Kauf sollten wir entsprechend darauf achten, dass wir die Möglichkeit haben, das Bett wieder zurückzugeben. Sonst investiert man schnell eine ordentliche Stange Geld, nur um dann festzustellen, dass man nicht so der Typ für die hohe See ist. Mehr Ruhe, weniger Käpt'n Blaubär.

Bei einem Kauf sollte man außerdem bedenken, dass nicht nur der tatsächliche Kaufpreis zu Buche schlägt, sondern auch die anfallenden Energiekosten. Das Bett beheizt sich nicht durch Zauberhand, und das sieht man spätestens an der nächsten Stromabrechnung.

Im Vergleich zu anderen Bettsystemen ist auch der Pflegeaufwand von Wasserbetten nicht ohne. Man muss sie regelmäßig entlüften und warten lassen. Der Schlauch zum Befüllen muss desinfiziert und danach das Wasser mit diversen Mitteln versetzt werden, damit es sauber bleibt. Sonst könnten sich tatsächlich Algen und Bakterien bilden. Das sieht nicht nur unappetitlich aus und hört sich unappetitlich an.

Wenn es grün auf grün kommt, riecht es im Zweifel auch noch so!

Außerdem ist zu beachten, dass man ein Wasserbett nicht nach Lust und Laune in eine neue Ecke verfrachten kann, weil es ziemlich schwer ist. Wer also gerne umstellt, braucht entweder einen Freundeskreis aus lauter Gewichthebern oder aber viel Durchhaltevermögen und starke Nerven beim regelmäßigen Ab- und Aufbau.

Kurzum: Am Wasserbett scheiden sich die Geister. Die einen schwören darauf und belächeln alle anderen Bettsysteme, die anderen können dem Nachtleben einer Wasserratte gar nichts abgewinnen. Sicher ist, wenn man im Wasserbett sein persönliches Paradies gefunden hat, dann bleibt es einem lange erhalten. Denn ist die normale Matratze nach einigen Jahren durchgelegen oder passt nicht mehr zu den individuellen Bedürfnissen, dann kann man nichts tun, außer eine neue zu kaufen. Beim Wasserbett ist das nicht der Fall. Es lässt sich immer wieder neu anpassen, und geht doch mal etwas kaputt, kann man die Einzelteile ohne Probleme nachkaufen.

Das zweite System, das wir uns genauer ansehen wollen, ist das Boxspringbett, auch »Amerikanisches Bett« oder »Continentalbett« genannt. Dabei handelt es sich, kurz gesagt, um ein professionell aufeinander abgestimmtes System bestehend aus drei verschiedenen Einzelteilen. Ganz unten befindet sich der Namensgeber des Bettes, eine gefederte Unterbox namens »Boxspring«. Darauf kommt eine Obermatratze und darauf ein etwas dünnerer Topper.

Ein Boxspringbett war früher gut betuchten Menschen vorbehalten. Nur in den besten Hotels oder auf den nobelsten Kreuzfahrtschiffen kam man in den Genuss, auf den ausgetüftelten Matratzenstapeln zu nächtigen. So ließ man sich beispielsweise auf der Titanic nicht lumpen und stellte den erlesenen Gästen Boxspringbetten zur Verfügung – natürlich nur den Reichen, nicht dem armen Pöbel wie Leonardo DiCaprio.

Auch heute sind Boxspringbetten immer noch nichts für den ganz überschaubaren Geldbeutel. Aber sie feiern gerade ein kleines Revival, werden wieder hip und deshalb auch immer erschwinglicher. Denn wie das eben so ist: Wenn etwas angesagt ist, bedient die Industrie diese Nachfrage – und zwar in allen Preiskategorien. Sogar einige Discounter und ein relativ günstiges schwedisches Möbelhaus haben inzwischen Boxspringbetten im Angebot.

Der größte Vorteil von Boxspringbetten ist das Teamwork der einzelnen Komponenten, die von vorne bis hinten aufeinander abgestimmt sind. Das ist natürlich toll, wenn man beim Kauf auf das richtige Modell gesetzt hat. Liegt man allerdings daneben, dann ist das Bett von vorne bis hinten unpassend.

Boxspringbetten haben eine imposante Größe. Das hat den Vorteil, dass auch die Einstiegshöhe weiter oben liegt als bei den meisten anderen Betten. Gut für ältere Menschen oder Personen mit Rückenbeschwerden. Die kommen so leichter in das Bett hinein und auch wieder heraus.

Die Größe verleiht den Betten ein geradezu königliches Aussehen und sorgt für ein bisschen Prunk in der angestaubten Bude. Böse Zungen würden die Erscheinung wahrscheinlich sogar als protzig bezeichnen. Meist sind zusätzlich auch Kopf- und Seitenteile gepolstert.

Boxspringbetten sind tendenziell eher weiche Betten, die den Körper tiefer einsinken lassen. Dadurch wird auch die Wärme besser isoliert. Wer sich für dieses System entscheidet, der kauft sich also ein warmes, flauschiges und imposantes Kuschelnest. Das ist super für alle, die es mollig mögen. Gar nicht super allerdings, wenn man ein Freund von harten Unterlagen ist oder zum Schwitzen neigt. Dann steht man mit einem Kuschelnest wohl eher auf Kriegsfuß. Aber Ausnahmen bestätigen ja bekanntlich die Regel.

Der bereits erwähnte Topper, der auf der unteren Box und der Obermatratze thront, hat in erster Linie die Aufgabe, die Schlafmütze auf Wolken zu betten. Er ist, im besten Sinne, der absolute Softie. Topper gibt es in den unterschiedlichsten Materialien – vom Kaltschaum bis zu Gänsefedern. Man kann hier also nicht nur seine Vorlieben einbringen, sondern es ergibt sich noch ein weiterer Vorteil: Der Softie schützt die unteren Bettteile vor Verschmutzung. Das ist praktisch, da im Fall der Fälle lediglich der Topper ausgetauscht werden muss und nicht gleich der ganze Matratzenstapel – deutlich preiswerter als ein kompletter Neukauf.

Die drei verschiedenen Komponenten des Boxspringbetts bilden eine Einheit, das wissen wir nun. Wir wissen auch, dass das der Himmel auf Erden sein kann. Kritisch kann der Zusammenhalt des Matratzentrios leider dann werden, wenn man zu zweit im selben Bett schläft. Es ist doch zum Mäusemelken! Gibt es denn überhaupt irgendein Bett, in dem man auch schwer verliebt nebeneinander ratzen kann?

Das Problem bei den Boxspringbetten ist nämlich, dass die ausgeklügelte Einheit nicht zwingend auch für zwei – vielleicht unterschiedlich gebaute – Personen ideal sein muss. Jemand, der hundert Kilo wiegt, hat andere Bedürfnisse als jemand, der sechzig Kilo auf die Waage bringt – das ist klar. Denn während das Leichtgewicht gebettet ist wie auf Wolken, sinkt die schwerere Person tief ein, und auf Dauer formt sich eine Kuhle, die beim Hin- und Herwälzen stört. Deshalb braucht man in so einem Fall auch ein Bettensystem, das beiden Personen gerecht wird. Schwierig bei den eher unflexiblen Boxspringbetten. Und noch ein negativer Aspekt: Laut Stiftung Warentest halten die Boxspringbetten nur selten, was Hersteller und Händler versprechen. Also sollte man sich das Bett vor dem Kauf ganz genau ansehen und kritisch hinterfragen, was es so alles bietet.

Übrigens: Es gibt auch sogenannte Boxspring-Matratzen und Boxspring-Lattenroste. Die Matratzen bestehen aus mehreren Schichten, sind etwa fünfunddreißig Zentimeter hoch und können auch in ein ganz normales Bettgestell gepackt werden. Ein Boxspring-Lattenrost wiederum hat eine zusätzliche Federung und meist eine Schaumstoffabdeckung. Dadurch entsteht ein ähnliches Liegegefühl wie bei einem kompletten Boxspringbett. Das aber nur am Rande.

Kommen wir abschließend also zu dem Klassiker im europäischen Raum schlechthin: die Matratze mit Lattenrost. Die Mehrheit schlummert auf genau dieser Kombination. Und entsprechend ist auch die Auswahl an möglichen Zusammenstellungen aus den zwei Einzelteilen schier unendlich. Das ist Fluch und Segen zugleich.

Kein Bettensystem können wir individueller auf genau unseren Körper abstimmen. Die Einzelteile lassen sich nach Belieben austauschen, wenn sich unsere Wünsche ändern. Wir können uns sogar zwei unterschiedliche Kombinationen anschaffen und als Paar im jeweils eigenen Paradies schlummern, friedlich nebeneinander. Denn eine große, durchgängige Matratze mag zwar kontaktfreudiger sein, aber dann hört der Spaß auch wieder auf. Wir kennen das Spiel bereits.

Die Individualität und Flexibilität sind wirklich die größten Vorteile der Kombination aus Matratze und Lattenrost. Für jeden ist das Richtige dabei, man muss es nur finden. Beginnen wir deshalb beim Lattenrost. Wozu braucht man den denn überhaupt? Könnte man nicht einfach die Matratze auf den Boden legen, und fertig ist das Bett?

Kann man schon, und in mancher Studentenbude ist mit einer Matratze und einer Lampe auch schon das ganze Zimmer fertig eingerichtet. Nun ist der Lattenrost aber auch kein modisches Accessoire, sondern hat durchaus einen Auftrag: Er sorgt dafür, dass die Matratze belüftet wird. Durch die Abstände zwischen den Leisten kann die Luft zirkulieren, und so wird Feuchtigkeit, beispielsweise Schweiß, abtransportiert – frischer Wind für die Unterlage. Das sorgt dafür, dass die Matratze nicht anfängt zu müffeln oder gar zu schimmeln.

Für die Studentenbude kann man deshalb auch gut und gerne mal Europaletten empfehlen, wenn gerade die Kohle für einen Lattenrost fehlt. Das verhindert, dass Gäste sofort wieder rücklings aus dem WG-Zimmer fallen, weil die Matratze nach durchschwitzten Nächten vor einer kniffligen Klausur zum Himmel stinkt.

Aber der Lattenrost hat noch eine weitere Aufgabe: Er unterstützt die Matratze. Ein guter Lattenrost gibt bei Druck etwas nach und hilft dadurch, dass sich die Matratze besser dem Körper anpassen kann. Hier stoßen Europaletten an ihre Grenzen, denn so viel Feingefühl besitzen sie nicht. Ähnlich wie bei Matratzen sind auch viele Lattenroste in verschiedene Zonen unterteilt, zum Beispiel in Schulter-, Rücken- und Beckenbereich. Auch eine feinere Unterteilung in fünf oder sieben Zonen ist nicht selten. Diese Lattenroste haben aber entsprechend ihren Preis.

Die Auswahl an den verschiedenen Modellen ist wirklich enorm. Für jede Form von Bett, für jedes Gewicht, für jede Körperlänge – auch Überlänge – gibt es das Richtige. Auch zusätzliche Spielereien sind kein Problem, zum Beispiel knallbunte Farben, elektrisch verstellbare Kopfteile oder Vibrationsfunktion. Als einfache Orientierungshilfe gilt: Je mehr Latten am Rost, desto besser. Denn je mehr einzelne Leisten es gibt, desto punktgenauer können sie auf Druck reagieren – und das ist ein Zeichen von Qualität.

Auf den Lattenrost kommt eine Matratze, und auch hier haben wir die Qual der Wahl: Federkern, Taschenfederkern, Latex, Luftkern, Schaumstoff, Futon oder mit Naturmaterialien gefüllt – von Kokos bis Kaschmir ist alles dabei. Allein bei der Aufzählung raucht einem schon der Kopf. Knapp sieben Millionen Matratzen kaufen die Deutschen pro Jahr. Ein Geschäft, das für kräftig Umsatz sorgt. Einige Schlafforscher, und die sollten es wissen, warnen sogar davor, dass man sich von der Industrie abzocken lässt und sich viel zu viel Stress und Gedanken beim Matratzenkauf macht. Ihrer Meinung nach spielt es keine Rolle, worauf man liegt. Auch der blanke Boden kann ideal sein, wenn es einem selbst guttut. Trotzdem kaufen die Deutschen alle sechs bis zehn Jahre eine neue Matratze. Bei der Wahl der Unterlage galt eine lange Zeit: Gelobt sei, was hart ist! Und nun ja, diese Hoffnung kann in so manchem Schlafzimmer vielleicht seine Rechtfertigung haben – aber für unser Bett ist das nicht zwingend der Fall, wie wir jetzt wissen.

Doch mit dem Bettenkauf alleine ist es ja nicht getan. Nachdem man eine gute Stange Geld hingelegt hat, muss man das Monstrum erst einmal im wenige Zentimeter zu kurzen Auto nach Hause transportieren, um es dann durchs Treppenhaus ins Schlafzimmer zu zerren. Nur, um dort angekommen und ausgepackt nicht einmal sofort darauf schlafen zu dürfen – denn die Matratze muss erst einmal wieder in Form kommen. Wahrlich ein echter Kraft- und Nervenakt, so ein Bettenkauf!

Einige Online-Shops haben dieses Problem erkannt und bieten nun bequemere Lösungen an. Die Matratze online auswählen, bestellen, liefern lassen und dann in Ruhe testen – mit Rückgabegarantie. Was dabei natürlich nicht möglich ist, ist ausgiebiges Probeliegen auf den unterschiedlichsten Modellen und eine fachliche Beratung des Verkäufers vor

Ort. Wie man sich auch dreht und wendet – der Matratzenkauf ist kein leichtes Unterfangen. Deshalb halten wir unseren Exkurs zu den verschiedenen Matratzen an dieser Stelle auch so kurz wie nur möglich.

Denn das Wichtigste bei der Wahl ist nämlich im Grunde nur, dass die Matratze zu uns passt. Zu genau unserem Körper und unseren Bedürfnissen. Das kann beim günstigen Modell vom Discounter der Fall sein oder bei der Luxusvariante mit hochwertigsten Materialien. Und ganz ehrlich, es gibt auch kein Geheimrezept oder eine einfache Regel, um dem Matratzendschungel mal eben Herr zu werden. Das Einzige, was uns ein wenig hilft, ist unsere Liste mit unseren persönlichen Wünschen. Dank ihr können wir wenigstens ein paar Modelle ausschließen und fallen nicht gleich auf jedes clevere Verkaufsargument rein.

Halten wir also fest: Beim Matratzenkauf lassen wir uns nicht stressen und vor allem nichts aufschwatzen. Wir behalten die Ruhe und beachten die Liste mit unseren Wünschen und Bedürfnissen. Nach dem Kauf müssen wir das Bett einige Zeit testen, bis wir sicher sagen können, ob es passt oder eben nicht. Die meisten Händler wissen das und bieten ein Rückgaberecht an – das sollte man aber immer im Vorhinein abklären, um ein böses Erwachen zu vermeiden.

Das perfekte Kissen

Wie man sich bettet, so liegt man bekanntlich auch. Und wir möchten natürlich »gut gebettet« in die Nacht starten. Um dieses Ziel zu erreichen, ist aber nicht nur das Bett an sich entscheidend, sondern auch das ideale Kopfkissen. Aber wie sieht das eigentlich aus?

Die Deutschen greifen gerne zu ihrem gewohnten 80 x 80-

Zentimeter-Standard-Kopfkissen. Ist ja auch logisch, denn bei dieser Größe passt die Bettwäsche immer perfekt. Woran aber kaum einer denkt: Die quadratische Form ist nicht für jeden geeignet. Für Seitenschläfer ist so ein Kissen zum Beispiel weniger gut, aber dazu gleich mehr. Auch die Bezeichnung »Standardformat« ist irreführend. Denn was hierzulande Usus ist, ist es andernorts bei Weitem nicht. Jedes Land hat seine Eigenheiten, und auch die Standardgröße der Kopfkissen variiert. Daran hat auch die Globalisierung nichts geändert. Mal kleiner, mal größer, mal mit rechteckigen Kissen, mal mit runden. Unser Nachbarland Österreich gibt sich beispielsweise mit ein paar Zentimetern weniger zufrieden. Dort sind 60 x 80 und 70 x 90 die gängigsten Formate. Ganz anders bei den Amerikanern, wo von Bescheidenheit keine Spur ist. Die drapieren am liebsten viele verschiedene Kissen in unterschiedlichen Formen und Formaten in ihren Betten. In asiatischen Ländern sehen die Kissen dann schon wieder ganz anders aus – nämlich häufig wie kleine Sushi-Rollen.

Aber egal welche Form in welchem Land als Standard gilt, die Funktion eines Kopfkissens im Bett ist überall die gleiche: Es soll dafür sorgen, dass die Halswirbelsäule in Verlängerung der Brustwirbelsäule liegt. Ist das nicht der Fall, kann es dazu kommen, dass wir uns morgens verspannt fühlen oder sogar Kopf- und Nackenschmerzen bekommen.

Sehen wir uns also einmal an, welcher Schlaftyp welches Kopfkissen braucht. Und wenn wir schon dabei sind, dann werfen wir doch auch gleich einen genaueren Blick auf die unterschiedlichen Schlafhaltungen an sich.

Wir alle schlafen entweder auf der Seite, auf dem Rücken oder auf dem Bauch. Und all diese Arten zu liegen sind vor interpretationswütigen Psychologen natürlich nicht gefeit. Sie haben sich die unterschiedlichen Positionen genau angesehen, erforscht und daraus Thesen über den jeweiligen Charakter formuliert: »Sag mir, wie du schläfst, und ich sag dir, wer du bist!«

Beginnen wir unsere Kissenschlacht mit den Seitenschläfern, denn die sind insgesamt die größte Gruppe. Über die Hälfte macht es sich seitlich bequem. Welches Kissen braucht man als Mainstream-Schlafmütze mit Seitendrall?

Seitenschläfer laufen Gefahr, ihren Nacken einseitig zu überdehnen. Wenn sie ein zu hohes oder zu flaches Kissen benutzen, sind Kopf und Wirbelsäule nicht mehr in einer Linie – und Nackenschmerzen vorprogrammiert. Deshalb ist das perfekte Kissen für Seitenschläfer besonders schmal – also zum Beispiel 40 x 80 Zentimeter.

Mit dieser Unterlage ruht wirklich nur der Kopf auf dem Kissen. Das ist wichtig, denn wenn der Seitenschläfer das Standardformat verwendet, neigt er dazu, auch die Schultern auf dem Kissen abzulegen. Keine gute Idee, denn wenn die Schulterpartie erhöht liegt, dann ist die Wirbelsäule keine gerade Linie mehr, und das kann, wie schon erwähnt, Verspannungen mit sich bringen. Das Übel sitzt einem buchstäblich im Nacken.

Also greift man als Seitenschläfer besser zu einem länglichen Kissen mit kurzen Seiten. Bleibt noch die Frage, wie hoch (beziehungsweise dick) das Kissen sein sollte. Die Antwort lautet: So hoch, wie die Schulter lang ist. Das heißt: Bei einem Seitenschläfer muss das Kissen genau in das »L« passen, das Hals und Schulter bilden, wenn man seitlich auf dem Kissen liegt. Wer eher schmaler gebaut ist, greift zum etwas flacheren Modell; wer die Schulterpartie eines Schranks hat, der braucht ein höheres. Beim Kauf also stets bedenken, dass sich der Kopf in einem rechten Winkel zur Schulter befindet, wenn man liegt.

Und weil der Seitenschläfer jetzt schon zufrieden pennt,

werfen wir nun heimlich einen Blick auf seinen Charakter. Laut den Psychologen zeugt diese Schlafposition von einem ausgeglichenen Lebensstil. Seitenschläfer sind in der Regel mit sich selbst im Reinen und voll und ganz zufrieden. Sie gelten als ordentlich, aufgeräumt und akkurat. Aber bitte nicht grämen, wenn diese These bei einem selbst so gar nicht passt. Ausnahmen machen doch den Charme und Zauber jeder einzelnen Schlafmütze aus.

Also nichts wie weiter zur zweiten Gruppe: den Rückenschläfern. Ungefähr zwanzig Prozent der Menschen liegen beim Schlafen am liebsten auf dem Rücken. Und sie scheinen großen Gefallen an ihrer Liegeposition gefunden zu haben, denn dieser Schlaftyp bewegt sich im Vergleich zu den anderen relativ wenig. Sie bleiben die längste Zeit der Nacht platt wie eine Flunder liegen, und deshalb sollte das Kissen auch ganz genau angepasst sein.

Ein Rückenschläfer sollte darauf achten, dass sich der Hals nicht überstreckt. Deshalb muss, wie beim Seitenschläfer auch, der Bereich zwischen Kopf und Schultern ausgefüllt werden. Liegt ein Rückenschläfer zu hoch, kommt es leicht zu Nackenverspannungen. Allerdings sollte das Kissen trotzdem etwas niedriger sein als beim Typ Seitenschläfer, denn sonst könnte der Kopf in der Nacht zu weit Richtung Brust gedrückt werden. Auch nicht gut.

Die Rückenlage gilt als die gesündeste Schlafstellung, da Kopf, Rücken und Wirbelsäule in einer geraden Linie sind, und das ist das Geheimrezept für einen Schlummer ohne böses Erwachen. Aber was ist der Rückenschläfer wohl für ein Typ Mensch?

Viele Psychologen sind der Meinung, dass Personen, die auf dem Rücken schlafen, ein großes Selbstvertrauen haben. Sie laufen mit stolzgeschwellter Brust durchs Leben und recken diese auch nachts selbstsicher in die Luft. Deshalb wird die Rückenlage auch Soldatenstellung oder Königshaltung genannt. Besonders häufig schlafen Einzelkinder oder Nesthäkchen in dieser Schlafposition, da sie – so die Psychologen – von ihrer Umgebung sehr viel Aufmerksamkeit bekommen und deshalb eher selbstbewusste Charaktere sind. Wohl genächtigt, Euer Majestät?

Selbstsicher zu sein ist auch eine tolle Sache, aber leider müssen wir allen Rückenschläfern an dieser Stelle ein wenig in die Parade fahren. Denn diese Schlafposition hat einen großen Nachteil – zumindest wenn man nicht alleine im Bett schlummert. Wer es sich gerne rücklings bequem macht, der schnarcht häufiger als Menschen, die in anderen Schlafpositionen liegen.

Schnarchen kann zwar viele Ursachen haben, aber manchmal ist tatsächlich die Schlafposition entscheidend. In diesem Fall kann es helfen, den schnarchenden Partner mit einem sanften Stupser in die richtige Bahn zu lenken. Klappt allerdings nur, wenn sich die Schnarchnase nach dem dezenten Seitenhieb auch wirklich umdreht.

Nehmen wir nun noch den erlesenen Kreis der Bauchschläfer unter die Lupe. Nur etwa dreizehn Prozent der Menschen steigen bäuchlings in den Nachtzug. Dass diese Gruppe so klein ist, liegt wahrscheinlich daran, dass diese Schlafposition eigentlich eine eher ungünstige ist: Um gut atmen zu können, drehen Bauchschläfer ihren Kopf zu Seite. Diese Drehung ist schlecht für die Halswirbelsäule, die dann im wahrsten Sinne des Wortes nicht mehr weiß, wo ihr der Kopf steht. Das kann Rückenschmerzen nach sich ziehen. Außerdem ist der Druck auf die inneren Organe erhöht, wenn man auf dem Bauch liegt. Der Körper tut sich deshalb schwerer, alle Organe ordentlich zu durchbluten – besonders wenn man gerade nicht federleicht ist, sondern ein, zwei Kilo zu viel auf den Hüften hat.

Vieles spricht also dafür, es sich nicht auf dem Bauch bequem zu machen. Aber Gewohnheiten wird man bekanntlich nicht einfach über Nacht los, und deshalb ist es auch ziemlich schwierig, sich das »Auf dem Bauch Schlafen« abzutrainieren, wenn es einen doch eigentlich so wunderbar bequem in Richtung Traumland katapultiert.

Deshalb betten wir den Bauchschläfer nun ein wenig besser, dass er oder sie nicht vor lauter Schreckensnachrichten kein Auge mehr zumacht. Damit der Kopf eines Bauchschläfers nicht zusätzlich auch noch nach oben gedrückt wird und so noch stärker abknickt, sollte man ihn mal so richtig schön flachlegen. Ein Schelm, wer nun Böses denkt – es geht hier immer noch um Kissen.

Für Bauchschläfer eignen sich sehr, sehr flache Kissen. Viele neigen sogar dazu, ganz auf ein Kissen zu verzichten. Das kann man machen, aber nur wenn man sich nicht dabei ertappt, dass man dann die eigenen Arme als Kissenersatz zur Hilfe holt. Das finden die Schultergelenke nämlich nur bedingt witzig. Und auch die Hände sind nicht gerade begeistert, wenn sie zum Kissen umfunktioniert werden. Wenn der Kopf auf ihnen liegt, werden sie schlechter durchblutet und könnten in der Folge ebenso »einschlafen« wie der Mensch, an dem sie hängen.

Was bisher über die Schlafposition des Bauchschläfers geschrieben wurde, war ja nicht so rosig. Hoffen wir also das Beste für den Blick auf seinen Charakter: Bauchschläfern wird nachgesagt, dass sie perfektionistisch sind. Sie wollen alles selbst machen und stets die Kontrolle behalten. Passt mal was nicht, wird es passend gemacht – um jeden Preis. Man könnte Bauchschläfer wahrscheinlich auch einfach als Sturköpfe bezeichnen, aber wir wollen ja positiv bleiben, und deshalb sprechen wir lieber von ihrem starken Willen, der sie stets ans Ziel führt.

Natürlich verharrt kaum jemand die ganze Nacht immer in derselben Position. Man wälzt sich hin, man wälzt sich her. Schläft erst flach auf dem Bauch, dreht sich dann auf den Rücken und streckt Arme und Beine von sich wie ein Seestern. Um kurz darauf auf der Seite zu liegen wie ein Flamingo, mit einem Bein ausgestreckt und dem anderen angewinkelt. Das ist total normal. Kein Wunder also, dass die hier aufgeführten Schlafpositionen eher als Tendenz verstanden werden müssen. Denn die meisten Menschen sind schlicht und einfach Mischschläfer.

Und deshalb gibt es ein »Passt einfach immer«-Kissen leider auch einfach nicht. Bei der Kissenwahl sollten wir also überlegen, wie wir den größten Teil der Nacht liegen. Oder man fragt mal nach, wenn man die Gelegenheit hat, dass einen eine andere Person beim Schlafen begutachten kann.

Da die meisten Menschen in der Nacht zwischen Rückenlage und Seitenlage hin- und herwechseln, sollte das Kissen das Beste aus zwei Welten vereinen. In diesem Fall wäre das ein schmales Exemplar, sodass wirklich nur der Kopf auf dem Kissen aufliegt. Das ist wichtig für den Teil der Nacht, den wir auf der Seite verbringen. Und dieses schmale Kissen sollte den Bereich zwischen Kopf und Schultern ideal ausfüllen, sodass der Kopf, wenn wir dann auf dem Rücken liegen, weder nach vorn gedrückt wird noch nach unten sackt. Derart ausgestattet kann der süße Schlummer kommen.

Die meisten greifen beim Kauf eines Kissens wohl zum Klassiker – dem Federkissen. Und diese Wahl kann man nur unterstützen. Denn keine andere Kissenfüllung sorgt bei der Kissenschlacht für mehr Federfreude. Allerdings sind mit Daunen gefüllte Kissen längst nicht mehr das Nonplusultra. Es gibt inzwischen viele verschiedene Materialien, die zumindest eine Überlegung wert sind – auch wenn dann die Kissenschlacht etwas weniger spektakulär ausfallen dürfte.

Federn- oder Daunenkissen sind sehr bauschig. Und man hat bei dem Anblick eines prallen Federkissens sofort Frau Holle vor Augen, wie sie rüttelt und schüttelt, bis alles wieder an Ort und Stelle ist – und die Welt, wie mit Staubzucker überzogen, weiß gepudert mit Neuschnee.

Die Federkissen wecken aber nicht nur märchenhafte Kindheitserinnerungen, sondern haben auch handfeste Vorteile: Sie wärmen stärker als die meisten anderen Materialkollegen und sind deshalb besonders für Menschen geeignet, die schnell frieren. Personen, denen nicht so schnell kalt wird, sondern die eher zum Schwitzen neigen, können zu Füllungen aus Tierhaar greifen: Schafswolle, Kamel- oder Rosshaar zum Beispiel. Diese Materialien können Feuchtigkeit schneller abtransportieren und sind außerdem, genau wie Entenfedern oder Gänsedaunen, Natur pur – für viele auch ein wichtiges Kaufkriterium. Wer nicht so viel Wert auf Natur legt, sondern Hightech bevorzugt, der kann zu einer Mikrofaserfüllung greifen. Diese Kissen sind meist – jetzt kommt's – federleicht. Es gibt sie in diversen Härtegraden, und so findet jeder, was er braucht.

Die Liste der möglichen Kissenfüllungen könnte an dieser Stelle ewig weitergehen. Es gibt mit Schaumstoffkügelchen gefüllte Kissen, mit Hirse oder Dinkel gefüllte Kissen oder auch Kissen mit Zirbenholzspänen, die bei Kopfschmerzen und Migräne helfen sollen. Wer ein wenig googelt, der findet einen unendlichen Schatz aus unterschiedlichsten Füllungen und Formen. Es gibt Schnarchkissen, orthopädische Nackenstützkissen und sogar Kissen, die den Ersatzpartner mimen. Ein flauschig gepolsterter Oberkörper, der den Wattearm liebevoll um einen legt, wenn der eigentlich bevorzugte Bettnachbar mal nicht zur Stelle sein kann. Dieser, nun ja, Schatz-Ersatz ist immer zur Stelle, hört einem stundenlang zu, ohne zu murren, und lässt keine Socken auf dem Schlafzimmerboden liegen. Und das Beste: Man kann ihn sich einfach nach Hause bestellen und muss nicht auf Dating-Plattformen oder in Bars um seine Gunst buhlen – der ideale Aufriss, mit dem manch einer gerne im Bett landet.

Aber wie bei den Matratzen und unterschiedlichen Bettsystemen gibt es auch bei Kissen nicht die eine Lösung, die immer und für jeden passt. Die Devise beim Kauf: Ausprobieren ist Lernen. Vielleicht greift man beim Kissenkauf mal so richtig ins Klo und findet tags drauf die Sternstunde am Kissenhimmel.

Dasselbe gilt übrigens auch für die Bettdecke. Auch hier gibt es einen Dschungel aus Größen, Formen, Füllungen. Durch den sich jeder mutige Betttarzan selbst hindurchkämpfen muss. Aber sehen wir es doch als unser persönliches Abenteuer. Auf in die Kissenschlacht!

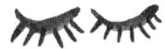

Gut geschlafen ...

... DJ Hell?

Ein Arbeiter der Nacht erzählt, wie es ist, immer dann zu schlafen, wenn die anderen wach sind.

Interview

Na, hast du gut geschlafen?
Es war durchwachsen. Was komisch ist, da ich gerade erst in Buenos Aires war und danach, ohne den Zeitunterschied auszugleichen, direkt nach Italien weitergereist bin. Da sollte man doch denken, dass man schläft wie ein Stein. Aber dieses Phänomen kenne ich schon: Man müsste nach einem Auftritt eigentlich total müde und ausgepowert sein. Aber tatsächlich ist man so drüber und aufgedreht, dass man nicht schlafen kann, und überlegt, wo man noch etwas erleben könnte, um dann irgendwann wirklich müde zu werden und einzuschlafen.

Und wie geht es dir in solchen Momenten?
Für mich ist das völlig normal. Ich bin ständig nachts wach und immer erst dann mit dem Auflegen fertig, wenn draußen die Sonne wieder aufgeht. Man könnte sagen, dass ich ein beruflich bedingter Nachtarbeiter bin. Aber dann schlafe ich eben tagsüber, klappt bei mir genauso gut. Das Einzige, was stört,

ist, dass es dafür in den wenigsten Hotelzimmern dunkel genug ist.

Was hilft dagegen?

Ich habe viel mit verschiedenen Schlafbrillen experimentiert. Es gibt ganz tolle aus Seide. Die sind viel besser als die, die man am Flughafen bekommt. Im Flugzeug kann ich aber selbst mit einer Schlafbrille und Ohrenschützern nicht schlafen. Da hilft auch Business-Class oder First-Class nichts. Es schaukelt, gibt einen ständigen Geräuschpegel, Unterdruck, extrem trockene Luft, und es ist entweder viel zu warm oder sehr kalt. In solch einer Umgebung ist an Schlaf nicht zu denken.

Nicht, wenn es hell ist, nicht nachts, nicht auf Reisen – wann schläfst du denn überhaupt?

Alles eine Frage der Planung. Ich führe kein geregeltes soziales Leben mit normalen Schlaf- und Arbeitsrhythmen. Deshalb muss ich meine Schlafenszeiten genau planen und bewusst darauf achten, dass sie nicht zu kurz kommen. Der Beruf eines DJs ist wirklich anstrengend und zeitaufwendig. Deshalb braucht man definitiv lange Regenerationszeiten, ähnlich wie Spitzensportler. Für mich ist ausreichend Schlaf dabei das Wichtigste, ohne bin ich unbrauchbar. Deshalb schlafe ich gerne neun bis zehn Stunden am Stück.

Erlebst du bei DJ-Kollegen, dass sie mit diesem Rhythmus Probleme haben?

Da sind die Menschen total unterschiedlich. Manchen macht es gar nichts aus, andere halten das kein Jahr durch. Aber klar, wenn man ehrlich ist, dann muss man auch sagen, dass sich viele dopen. Sie trinken Alkohol oder experimentieren mit chemischen Aufputschmitteln. Manche Kollegen haben das richtig perfektioniert. Sie wissen genau, was sie wann und in welcher

Dosis nehmen müssen, um im einen Moment das totale High zu erleben und dann wieder zur Ruhe zu kommen. Die sind fast schon eine reisende Apotheke.

Was denkst du darüber?
Mich stört das nicht, weil ich finde, dass jeder tun sollte, was er für richtig hält. Aber für mich persönlich ist es uninteressant. Ich trinke ja nicht mal Alkohol oder rauche. Durch meine Erfahrung weiß ich einfach, wie extrem die nachfolgenden Tage sein können, besonders auf Tour. Deshalb verzichte ich auf jegliche Substanzen und Hilfsmittel. Vielleicht ist diese Lebensweise auch der Grund, warum ich nach dreißig Jahren immer noch auflege.

Und am »Tag danach« – fällt dir das Aufstehen leicht?
Aufstehen ohne Wecker empfinde ich als größten Luxus. Aber leider muss ich oft Flüge erreichen und kann nicht lange schlafen – auch wenn ich gerne würde. Wenn ich dann aber wach bin, geht alles ganz fix. Die pure Routine: Man glaubt gar nicht, wie schnell man wieder startklar ist.

In welchen Hotelzimmern schläfst du besonders gut?
Über die Jahre habe ich festgestellt, dass man die Qualität eines Hotels auch am Bett erkennt. Schick einrichten kann man auch mit einfachen Mitteln, aber ob jemand viel Geld in seine Unterkunft investiert, das merkt man erst auf den zweiten Blick – zum Beispiel an den Matratzen. Besonders gut sind die Betten in Schweden oder in amerikanischen Top-Hotels. Auch Japan kann sich sehen lassen. Dort ist in den Schlafzimmern alles hoch technisiert und automatisiert. In der Schweiz habe ich die perfekte Bettwäsche und Kissen entdeckt. Ganz feine, zarte, weiche Baumwolle – gigantisch.

Wie sieht denn das Bett im Zuhause von DJ Hell aus?

Ich schlafe zurzeit auf japanischem Kokos-Futon, denn ich mag es eher hart. Und darauf drapiere ich sechs bis acht verschiedene Kissen in verschiedenen Größen. Mit der Zeit habe ich festgestellt, dass man gar kein großes Kissen braucht. Viele kleine sind oft sinnvoller. Auch ein kleines Lavendelkissen, das gut duftet, habe ich im Schlafzimmer. Im Winter benutze ich einen Raumbefeuchter. Wie du merkst, beschäftigt mich dieses Thema sehr, und ich experimentiere gerne.

Das verstehe ich total gut. Was ich hingegen nicht kapiere, ist, wie man immer nur nachts arbeiten kann. Ich bin auf Partys immer schon um drei Uhr müde – ein DJ wird aus mir wohl nicht mehr, oder?

Ein bisschen länger sollte man schon durchhalten können. Aber wenn das bei dir so ist, dann waren die Partys, auf denen du warst, auch einfach nicht gut. Ein toller DJ hat so viel Erfahrung, dass du die Zeit vergisst. Um drei Uhr nachts – da beginne ich meistens erst mit meiner Performance.

Warum denn immer so spät?

Das ist eine wirtschaftliche Strategie: Die Clubbesitzer wollen natürlich, dass die Gäste lang bleiben, damit sie mehr Umsatz machen können. Deshalb wird der Hauptact so lang wie möglich rausgezögert. Vor zwei Uhr morgens sind die meisten Clubs menschenleer.

Was überwiegt für dich: das Recht auf Ruhe oder das Recht, feiern zu dürfen?

Das ist im Grunde eine Mentalitätenfrage: In Deutschland wird immer alles kontrolliert, deshalb werden Nachtruhe und Nachtleben auch nie friedlich nebeneinander funktionieren. Hier gibt es eben immer einen, der sich beschwert. In Kuba zum Beispiel ist das ganz anders. Da sind die Nachbarn eher verwundert darüber, dass man sie nicht auf eine spontane Party eingeladen hat. Mitten in der Nacht, wenn man die Musik dann immer lauter macht, kommen sie rüber und feiern mit.

Vielen Dank für das Gespräch und gute Nacht.

Schlafanzug, Nachthemd und Nakedeis

Da wir nun alles vorbereitet haben, um uns bestens gebettet schlafen zu legen, richten wir den Blick wieder auf uns selbst. Um genauer zu sein: auf das, was wir nachts tragen. Denn natürlich wollen auch wir im Bett eine gute, oder besser gesagt, eine möglichst bequeme Figur machen, und dazu braucht es das passende Outfit.

Der Klassiker ist der Schlafanzug, aber an diesem Nachtoutfit scheiden sich die Geister. Für die einen gibt es nichts Schöneres, als am Abend in ihren Zweiteiler und dann ins Bett zu schlüpfen. Für die anderen ist der karierte Klassiker ein stoffgewordener Albtraum, der altmodischer kaum sein könnte und jeden Funken Erotik aus dem Schlafzimmer vertreibt. Daran änderten auch die wohl berühmtesten Schlafanzugträger der Geschichte nichts. Etwa *Playboy*-Gründer Hugh Hefner, der angeblich zweihundert verschiedene Pyjama-Modelle im Schrank haben soll. Alle natürlich aus feinster Seide, wie es sich für einen wahren Playboy gehört. Oder die Schauspielerin Caroll Baker. Im Film »Baby Doll – Begehre nicht des anderen Weib« von 1956 präsentierte sie sich im neckischen Nachthemdchen und zeigte vor allem, was in ihm steckt. Dieser Anblick machte den Hauch von Nichts weltberühmt. Auch der legendäre »Suitjama« von Barney Stinson aus der beliebten Comedy-Serie »How I Met Your Mother« konnte den Schlafanzug nicht so recht salonfähig machen. Dabei wäre eine schicke Mischung aus Anzug und Pyjama doch fast eine Überlegung wert.

Eine groß angelegte Umfrage im Auftrag der Fachzeitschrift »Textilwirtschaft« nahm die Pyjamaparty der Deutschen etwas genauer unter die Lupe. Fast 9000 Menschen standen den Forschern Rede und Antwort darüber, was sie nachts am liebsten tragen. Die Ergebnisse der Umfrage aus dem Jahr 2011 wurden mit einer Vergleichsstudie von 2001 verglichen. Und dabei kam heraus, dass sich beim Thema Nachtmode ordentlich etwas getan hat. Innerhalb nur eines Jahrzehnts musste der Schlafanzug herbe Verluste wegstecken. Auch wenn er aktuell immer noch das beliebteste Nachtgewand ist, besonders bei Menschen über fünfzig, musste er ein Minus von sechs Prozent hinnehmen. Auch dem Nachthemd erging es nicht viel besser. Hüllte sich zur Jahrtausendwende noch etwa jede zweite Frau in ein Nachthemd, so war es wenige Jahre später nur noch jede Dritte.

Dass die Nachtmode nicht mehr so beliebt ist, könnte übrigens vor allem daran liegen, dass wir nichts Passendes geboten bekommen. Fast vierzig Prozent der Befragten gaben an, dass die Auswahl an Schlafanzügen »langweilig und spießig« sei.

Einen Versuch, das zu ändern, gab es bereits 2013 von dem Star-Designer Marc Jacobs. Er ließ seine Models für das Modelabel Louis Vuitton in Pyjamas und Negligés über den Laufsteg laufen – und die konnten sich wirklich sehen lassen. Auf diesen Zug sprangen viele andere bekannte Modehäuser auf. Nachtgewänder sollten zum angesagten Look der Saison werden und durften fortan auch auf der Straße getragen werden. Die breite Masse erreichte der »Frisch aus den Federn«-Look jedoch nie. Aber was nicht ist, kann ja noch werden.

Neben den Schlafanzug-Liebhabern gibt es natürlich auch noch jene Menschen, die im Bett lieber gleich ganz auf Kleidung verzichten. Die Briten zum Beispiel scheinen partout keine Lust auf das Zwicken und Zwacken der Stoffe, Gummibündchen und Knöpfe zu haben. Dort geht etwa ein Drittel im Adamskostüm schlafen.

Hierzulande gibt man sich etwas bedeckter, auch die Zahl der Nackedeis sinkt stetig. Aktuell gehen etwa neun Prozent hüllenlos schlafen. Vor zehn Jahren waren es noch vier Prozent mehr. Und diese Zahlen sind nichts weiter als die nackte Wahrheit! Nice to know: In den sogenannten alten Bundesländern legen sich deutlich weniger Menschen nackt schlafen als im Osten der Republik. Die Freikörperkultur, die zur ehemaligen DDR gehörte wie Spreewaldgurken, hinterlässt wohl auch heute noch ihre Spuren – und sorgt im Bett für nackte Tatsachen.

Keine Schlafanzüge, keine Nachthemden, nicht gar nichts: Was tragen die Menschen denn stattdessen im Bett? Ganz eindeutig die Kombination aus T-Shirt und Short, Slip oder Unterhose. Die Gruppe der Menschen, die dieses Outfit bevorzugen, wächst und wächst. Besonders Männer lieben diese unkomplizierte Kombi für die Nacht. Jeans ausziehen, und schon ist man(n) bettfertig. So einfach kann es sein.

Nachtwäsche – eine Geschichtsstunde

Das Schlafoutfit aus T-Shirt und Unterbuxe wird derzeit also immer beliebter. Aber auch das könnte sich irgendwann wieder ändern, denn die Mode der Nacht ist ständig im Wandel. Eine klare Evolutionsgeschichte gibt es jedoch nicht. Denn überall auf der Welt entwickelten sich zu einem anderen Zeitpunkt die unterschiedlichsten Modelle. Dennoch hält die Geschichte der Nachtwäsche ein paar hübsche Kreationen für uns bereit, auf die wir gleich einen Blick werfen werden – vielleicht ist ja ein wenig Inspiration für zu Hause dabei.

Eine wichtige Strömung kam aus Bella Italia. Lange Zeit, davon gehen Forscher aus, war es dort gang und gäbe, nackt zu schlafen. Und wurde es kälter, dann behielten die Italiener einfach ihre Alltagskleidung an. Um 1500 schließlich entstand eine kleine modische Revolution in italienischen Schlafzimmern. Aus dieser Zeit stammen nämlich die ersten Aufzeichnungen über das Nachthemd. Sowohl Männer als auch Frauen griffen abends gerne zu einem schlichten, etwa knielangen Hemd aus Leinen. Und bis heute ist dieser Stoff bei Schlafmützen beliebt, denn er ist besonders luftdurchlässig und sorgt für etwas Abkühlung in heißen Nächten.

Von Italien aus eroberte das Nachthemd aus Leinen schon bald ganz Europa und war im Zuge dessen auch vor dem Innovationsgeist nicht gefeit. Bald schon kombinierten die ersten Modeikonen eine lange Unterhose zum Hemdchen – das war die Geburtsstunde des Schlafanzugs. Wichtig ist an dieser Stelle die Betonung auf: des Schlafanzugs. Denn der Pyjama entwickelte sich auf ganz anderem Wege, aber dazu gleich mehr.

Für fröstelnde Frauen wurde bald die Bettjacke entwickelt, die zum Nachthemd kombiniert werden konnte. Vielleicht eine gute Idee auch für heute. Warum nicht mal wieder zu einem Jäckchen greifen, wenn die Temperaturen fallen? Das Beste an der Bettjacke ist, man braucht sich keinen neuen Schlafanzug anzuschaffen – man schläft in dem, was gefällt, und im Fall der Fälle wirft man sich das Jäcklein über. Und schlüpft einfach wieder heraus, wenn es zu heiß wird. Ehrlicherweise könnte diese Aufgabe auch ein Pullover übernehmen, den man so und so schon zu Hause hat. Aber ein schnöder Alltagspulli ist eben keine Bettjacke, die schon beim Überstreifen die Nacht ankündigt und so zur Uniform für die Reise ins Traumland wird.

Die ersten Bettjacken wurden, genau wie die ersten Nachthemden, aus Leinen gefertigt. Aber mit der Zeit wurde das Jäckchen für die Nacht immer glamouröser, und immer hochwertigere Materialien kamen zum Einsatz. So entstanden auch ganz und gar luxuriöse Modelle aus Seide mit edlen Stickereien und feinster Spitze.

Auch das Nachthemd verabschiedete sich im Laufe der Zeit von seiner reinen Funktionalität und wurde zunehmend zum Hingucker: Zunächst kam der Stehkragen, dann folgten die ersten Stickereien. Knopfleisten wurden angebracht, und später konnte man dank eines Gummibandes um die Taille gar die Körperformen erahnen, die davor, unter dem kartoffelsackartigen Vorreiter, verborgen geblieben waren.

In den wilden Zwanzigern wurde das Nachthemd kürzer und gab erstmals den Blick aufs nackte Knie frei. Zunehmend eroberten auch verführerische Negligés den Markt und ließen Männerherzen höher schlagen: ein Beinschlitz hier, eine Raffung da, dort ein paar Rüschen und hier noch ein blickdurchlässiger Stoff. Vom funktionalen, aber öden und farblosen Leinenhemd aus Italien war im zwanzigsten Jahrhundert nichts mehr übrig geblieben. Frau von Welt bekannte Farbe und legte auch im Bett die Messlatte für einen extravaganten Auftritt sehr hoch.

Neben dem Nachthemd entwickelte sich auch der Pyjama, dessen Ursprung in der indischen und persischen Tracht liegt. Während der Kolonialherrschaft lernten die Europäer eine neuartige Form von Hose kennen, die man am Bund mit Schnüren festzurren konnte. Kombiniert wurde dazu das passende Oberteil. Offensichtlich waren die Kolonialherren so begeistert von diesem praktischen Arrangement, dass sie es kurzerhand einpackten und mit nach Europa brachten.

Mit im Gepäck war auch der persische Begriff »Pyjama«, der im Grunde einfach nur Beinkleidung oder Hose bedeutet. In Europa angekommen wurde der Pyjama zunächst als eine Art Freizeitmode getragen: eine weite, bequeme Hose mit geknöpftem Oberteil. Und hier liegt übrigens auch der Unterschied zwischen Pyjama und Schlafanzug: Der

Pyjama hat eine Knopfleiste, der Schlafanzug nicht. Allerdings werden die Begriffe nun schon so lange synonym verwendet, dass eine Unterscheidung heute kaum mehr Sinn macht.

Bei unserer Geschichte der Nachtwäsche gibt es nun noch was auf die Mütze – auf die Schlafmütze, um genau zu sein. Denn auch die gehörte einst zum Standardrepertoire für die Nacht. In der Renaissance gab es erste Hinweise auf nächtliche Kopfbedeckungen sowohl für Männer als auch für Frauen. Der einfache Grund: Es war arschkalt! Der Mensch verliert Körperwärme auch über den Kopf, was in einem wenig oder gar nicht beheizten Schlafzimmer zum frostigen Erwachen führen kann. Stellvertretend für diese Misere kann man das Gemälde »Der arme Poet« von Carl Spitzweg aus dem neunzehnten Jahrhundert näher betrachten. Das Bild zeigt einen Dichter, der in einer Dachkammer auf einer alten Matratze liegt und liest oder schreibt. Von der Decke tropft Wasser, durch ein kleines Fenster lassen sich verschneite Dächer erkennen. Doch im Ofen brennt kein Feuer. Man ahnt, wie kalt es in der Stube des armen Mannes sein muss. Kein Wunder, dass er sich unter eine wärmende Bettdecke verzogen hat und eine große Schlafmütze trägt, die ihn wenigstens ein bisschen vor der klirrenden Kälte schützen soll.

Heutzutage müssen wir meist zwar nicht mehr vor Kälte bibbern, wenn wir in unseren Betten liegen. Dennoch gibt es Menschen, die nachts immer noch zur Mütze greifen. Allerdings aus ganz anderen Gründen als früher. Denn Schlafhauben sind vor allem bei Frauen beliebt, die ihr Haar möglichst lang wachsen lassen wollen. Meist bestehen die Hauben aus geschmeidiger Seide und werden abends locker um den Kopf gebunden. Das soll verhindern, dass das Haar nachts zu stark am Kopfkissen reibt und dadurch Spliss entsteht oder die Haare gar abbrechen. Was »der arme Poet« wohl dazu dichten würde?

BH beim Schlafen

Nun haben wir einen ausgiebigen Blick darauf geworfen, was die Nachtmode so alles hergibt. Spannend ist aber nicht nur die Frage, was man sich überstreift, sondern auch, was man drunter trägt. Und das führt uns zu einem hitzig diskutieren Thema unter Frauen: Ist es sinnvoll, nachts einen BH zu tragen?

Bei dieser Debatte gibt es zwei Meinungslager. Die einen sind davon überzeugt, dass ein gut sitzender Büstenhalter dabei hilft, dass das Brustgewebe nicht ausleiert und so eine straffe Brust lange erhalten bleibt. Was einem untertags zur lieben Stütze geworden ist, darauf will man auch nachts nicht verzichten. Für andere Ladys ist das undenkbar: »Free the boobs!« ist ihr Motto – vor allem in der Nacht. Nichts soll eingeschnürt werden, nichts soll drücken.

Um eine Antwort darauf zu finden, ob es besser ist, mit oder ohne einen BH schlafen zu gehen, braucht es wissenschaftlichen Rat. Am besten von einem ausgewiesenen Busen-Experten: Und nein, wir sprechen an dieser Stelle nicht noch einmal über den Playboy Hugh Hefner. Sondern über den französischen Professor Jean-Denis Rouillon. Der Sportmediziner wird wohl von zahllosen Männern dieser Welt um seinen Job beneidet: Er initiierte eine Studie, bei der über dreihundert Teilnehmerinnen einwilligten, ihre Brust von ihm untersuchen zu lassen – natürlich aus rein medizinischem Interesse.

Alle Frauen, die sich beteiligten, warfen zu Beginn der Studie den Büstenhalter in die Ecke und ließen der Natur freien

Lauf. Fünfzehn Jahre lang keinen BH mehr – alles für die Wissenschaft. Der Professor überprüfte über die Jahre die Form und Beschaffenheit ihrer Brüste und notierte genau, was sich veränderte. Und das Ergebnis war erstaunlich: Das Muskelgewebe war bei fast allen Frauen straffer geworden. Anders als man es vielleicht vermutet hätte, leierte die Brust ohne BH nicht aus, sondern gewann an Festigkeit! Die Erklärung: Wenn Brüste stets in ein Körbchen gepackt sind, verkümmern die Muskeln. Der Busen »gewöhnt« sich sozusagen an die Stütze und daran, stets getragen zu werden. Im Umkehrschluss bedeutet das: Wer versucht, durch das Tragen eines BHs Hängebrüsten vorzubeugen, der macht genau das Falsche. Deshalb sollte man nachts und im Idealfall auch untertags besser auf die Stützfunktion verzichten. Allerdings gibt es eine Einschränkung: Bei der Studie des französischen Brust-Gurus hatten fast alle Frauen eine Körbchengröße zwischen A und C. Deshalb sind die Erkenntnisse für Frauen mit deutlich größeren Brüsten nicht repräsentativ.

In erster Linie zählt aber nicht, ob die Brust besonders straff ist oder etwas hängt, sondern vor allem die Gesundheit der Frauen. Und bei diesem Punkt ist es deutlich schwerer zu sagen, ob der BH in der Nacht gesund oder eher schädlich ist.

Gerade Frauen mit sehr großen Brüsten fühlen sich nachts oft wohler, wenn ihre Brust gestützt wird. Denn beim Drehen von links nach rechts müssen bei einem drallen D-Körbchen schon mal bis zu eineinhalb Kilo von einer Seite auf die andere bewegt werden. Da kann man wirklich jede Hilfe gebrauchen. Ist das der Fall, darf man besten Gewissens zum Büstenhalter greifen. Denn nichts soll die Nachtruhe beeinträchtigen. Wenn man mit einem BH einfach besser schläft, dann nur zu – gut schlafen ist gesund.

In diesem Fall sollte man aber unbedingt darauf achten,

dass der Büstenhalter auch richtig sitzt. Ladys, lasst euch da beraten. Denn viel zu oft sind die BHs zu klein und zu eng und drücken die Brüste zusammen. Das kann die Durchblutung stören, was nicht nur nachts, sondern auch am Tag schädlich sein kann. Außerdem kann ein zu enger BH die Lymphknoten und -kanäle zusammenpressen. Deshalb ist der Verzicht auf einen BH in der Nacht, zumindest dann, wenn es kein Unwohlsein auslöst, auch die bessere Variante.

Das Lymphsystem des Körpers kann man mit einem Klärwerk vergleichen: Ist die Lymphe, eine hellgelbe Flüssigkeit und Schnittstelle zwischen Gewebsflüssigkeit und Blutplasma, im Fluss, dann werden Bakterien, Viren, Chemikalien und vieles mehr stetig abtransportiert. Die Lymphknoten sind dabei die Mülldeponien. Sie filtern Giftstoffe nicht nur aus dem Körper heraus, sondern vernichten sie auch gleich noch. Ist alles wieder sauber, kann es weitergehen.

Das Lymphsystem ist, neben dem Blutkreislauf, eines der wichtigsten Transportsysteme, die wir im Körper haben. Und damit die Lymphe auch wirklich ungestört zirkulieren kann, muss sie in Bewegung kommen. Auch die Lymphkanäle und -knoten in der Brust brauchen Platz. Sind diese jedoch von einem zu engen BH zusammengedrückt, dann können die Giftstoffe nicht richtig gefiltert und in der Folge auch nicht ausgeschieden werden.

Ein schlecht sitzender BH kann zudem dazu führen, dass die Träger oder das Rückenband unangenehm in die Haut schneiden und Druckstellen hinterlassen, was auf Dauer die Schlafqualität mindern kann. Wenn man also auf den BH nicht verzichten möchte, dann sollte man immer die richtige Größe und ein bequemes Modell wählen – das ist ausschlaggebend! Doch noch besser ist es, das wissen wir nun, ganz auf den Büstenhalter zu verzichten.

Ein traumhaftes Schlafzimmer

Um das Bild zu vollenden, wie wir uns am besten betten, werfen wir nun noch einen Blick auf und natürlich in das Schlafzimmer. Dieser Raum ist unser Palast für die Nacht, unser Rückzugsort, unsere Oase der Ruhe. Oder er sollte es zumindest sein – und zwar wirklich. Denn auch wenn viele Menschen denken, ihr Schlafzimmer sei die raumgewordene Entspannung, kommt hier nicht selten nur eins zur Ruhe: der Staub.

Und das hat Gründe. Aber die können wir im Handumdrehen aus der Welt schaffen. Hierfür müssen wir aber noch einmal ran und zuerst herausfinden, was das Schlafzimmer zu einem wahren Ruhepalast macht. Und zwar nicht nur für Staubmäuse, sondern auch für uns Schlafmützen. Den Grundstein haben wir bereits gelegt: mit dem perfekt auf unsere Bedürfnisse abgestimmten Bett, Kissen und dem idealen Outfit für die Nacht. Aber das allein reicht nicht aus. Auch die Einrichtung und Gestaltung des Zimmers sollte uns beim Herunterfahren unterstützen und uns helfen, möglichst mühelos in den Nachtzug in Richtung Traumland zu steigen. Die richtige Farbwahl kann hier schon entscheidend sein.

Bereits im fünfzehnten Jahrhundert versuchten kluge Köpfe wie Leonardo da Vinci und später Isaac Newton und Johann Wolfgang von Goethe, die Farbenvielfalt in ein System zu bringen. Denn sie glaubten, dass Farben Einfluss auf unseren Körper und unseren Geist haben. Die unterschiedlichen Farben können Stimmung und Atmosphäre erzeugen und einen Raum ganz anders wirken lassen. Für uns heißt das: Im Schlafzimmer möchten wir durch ein durchdachtes Farbspiel erreichen, dass Ruhe in den Raum kommt. Aber zu welchem Farbtopf greifen, wenn man im Baumarkt steht und nicht weiterweiß: ein feuriges Rot? Ein knalliges Orange? Oder doch besser ein strahlendes Sonnengelb?

Nichts von alledem. Denn im Schlafzimmer sollte man besser auf eher kalte Farben setzen. Wer sich noch an die Farbenlehre in der Schule erinnert, der weiß, dass es drei Grundfarben gibt, aus denen alle anderen Farben gemischt werden können: Rot, Blau und Gelb. Warme Farben sind gelblich oder rot unterlegt, bei kalten Farben dominiert Blau. Je nachdem, ob der Anteil an Blau oder eher Gelb und Rot der dominantere ist, zählen sie entweder zu den kalten oder warmen Farben.

Kalte Farben wie Türkis-Töne, Lila-Nuancen oder Grau-blau gelten in der Farbpsychologie als besonders beruhigend und sind daher am besten für das Schlafzimmer geeignet. Wer keine Lust hat, gleich seine Wände neu zu streichen, der kann bei der Bettwäsche oder Bildern an der Wand ansetzen und so ein ganz neues Schlaf-Flair schaffen. Menschen, die nicht so experimentierfreudig sind, sind mit weißen Wänden immer gut beraten. Diese sind darüber hinaus natürlich eine gute Basis, um nach Lust und Laune mit kleinen Accessoires umzugestalten und so einer neuen, cooleren Farbgruppe zu-mindest mal eine Chance zu geben.

Mindestens genauso wichtig, wenn nicht sogar viel wich-tiger als die richtige Farbwahl, ist, dass die Arbeit im Schlaf-zimmer außen vor bleibt. In vielen überteuerten Großstadt-wohnungen ist das Schlafzimmer der einzige Ort, um noch einen Schreibtisch oder Regale mit wichtigen Unterlagen un-terzubringen. Verständlich, denn sonst bliebe der Raum tags-über ungenutzt. Aber der Schuss geht schnell nach hinten los.

Denn Arbeit bedeutet für uns immer auch Anspannung, und die sollten wir zur Schlafenszeit stets vermeiden. Wenn der letzte Blick vor dem süßen Schlummer auf den eigenen Arbeitsplatz fällt, dann ist das für den Kopf kontraproduktiv. Zu bedrohlich wirkt der Stapel aus unsortierten Rechnungen und der unvermeidlichen »Muss ich dringend mal machen«-Ablage. Im Schlafzimmer sollten wir uns nicht mit unangenehmen Aufgaben beschäftigen, und deshalb hat das Büro nichts darin verloren.

Sollte die eigene Wohnung wirklich so bescheuert geschnitten oder gar so klein sein, dass es keinen anderen Ort für den Arbeitsplatz gibt, dann beweisen wir Köpfchen und bringen einen kleinen Vorhang an oder stellen einen Paravent parat. Dieser soll uns den Blick auf die Arbeit versperren. Aus den Augen, aus dem Sinn – manchmal sind die einfachsten Lösungen eben doch die besten. Vorhang zuziehen oder den Raumteiler aufstellen, und schon verschwindet das Arbeitschaos aus unserem Sichtfeld.

Den Arbeitsplatz auszulagern oder zu verdecken sorgt für ein wenig Ordnung im Raum und somit auch in unseren Köpfen. Das ist gut für den Schlaf. Ordnung ist ja bekanntlich das halbe Leben. Aber es ist eben auch ganz schön aufwendig, dafür zu sorgen, dass immer alles an Ort und Stelle ist. Wer opfert seine Freizeit schon gerne, um dafür zu sorgen, dass auch wirklich jede Socke ihren Partner wiederfindet und sie gemeinsam als glückliches Pärchen in der Schrankschublade verschwinden? Es macht einfach viel mehr Spaß, sich die neueste Folge der Lieblingsserie anzusehen. Und deshalb machen wir uns das Ordnunghalten nun etwas leichter.

Unverzichtbarer Helfer bei diesem Thema ist der obligatorische Ablagestuhl im Schlafzimmer. Seien wir mal ehrlich: Wir alle haben diesen einen Stuhl, auf dem sich so allerhand Nützliches, aber mindestens genauso viel Unnützes ansammelt. Allen voran: Klamotten. T-Shirt, Jeans und Pullover, die zwar schon einmal getragen sind, aber nach einer kurzen

Geruchsprobe großzügig mit dem Prädikat »Kann man noch mal anziehen« versehen werden. Diese erlesene Auswahl befindet sich in der Klamotten-Matrix – einer Zwischenwelt für Kleidungsstücke, die nicht mehr frisch gewaschen, aber auch noch nicht schmutzig genug sind, um sie im Wäschekorb zu versenken. All diese Matrix-Kleider werden achtlos auf den Ablagestuhl gepfeffert, der sie stillschweigend hinnimmt.

Dieser Stuhl passt auf den ersten Blick so gar nicht mit unserem erklärten Ziel der Ordnung zusammen – aber auf den zweiten Blick zeigt sich sein großes Potenzial. Denn lang galt der Haufen Klamotten im Raum, unter dem sich die Stuhlbeine nur noch erahnen lassen, als Ursache für Unordnung. Als Nährboden für unseren inneren Schlendrian. Aber das ist falsch. Denn der ehrwürdige Ablagestuhl ist in Wahrheit unsere Rettung! Der wirklich praktikabelste Helfer, um schnell und einfach für Ordnung zu sorgen. Das wird leider viel zu selten gewürdigt. Deshalb nutzen wir mal die Gelegenheit, um unserem stillen Begleiter Danke zu sagen. Ein Lebenspartner, der uns den Ballast des Alltags abnimmt. Und zwar ganz ohne Murren.

Ja, es stimmt: Man könnte für die Matrix-Klamotten auch eine elegantere Lösung finden als einen Hocker oder Stuhl. Aber wer hat schon Lust, die getragenen T-Shirts jeden Abend wieder fein säuberlich in den Schrank zu sortieren oder ordentlich an Wandhaken zu hängen? Aus genau diesem Grund haben die Menschen den Ablagestuhl zum unverzichtbaren Möbelstück auserkoren. Er sieht zwar aus wie das pure Chaos. Aber in Wirklichkeit sorgt er für das genau richtige Maß an Ordnung, das wir im Schlafzimmer brauchen. Deshalb danke, lieber Ablagestuhl!

Wir können aber auch schon beim Kauf unserer Schlafzimmermöbel darauf achten, dass das Chaos zumindest im Verborgenen bleibt. Und zwar indem wir uns ein Bett mit

Stauraum anschaffen. Manche Modelle haben unter dem Lattenrost Platz für Boxen oder Kartons, oder sie haben ohnehin eingebaute Schubladen. Auch in diesen können Matrix-Klamotten verschwinden, genauso wie unschöne Aktenorder oder die Geschenkpapiersammlung, die man zwar nur selten braucht, aber im Fall der Geburtstage schnell zur Hand haben muss. Es gibt eben in jedem Haushalt Krimskrams, für den es keinen geeigneten Platz gibt. Aber jetzt findet er ein wundervolles Zuhause unter dem Bett: Box auf, Kram rein, Box zu. Aufräumen like a Boss!

Wohltemperierter Schlummer

Wir können im Schlafzimmer aber auch noch an so manch anderen Stellschrauben drehen. Am Thermostat zum Beispiel. Denn mit der richtigen Temperatur kann der süße Schlummer stehen oder fallen. Viele Experten empfehlen für das Schlafgemach eine Temperatur zwischen sechzehn und achtzehn Grad. Wer keine Lust hat, wie gebannt an der Anzeige seines Thermometers zu hängen, bis endlich die magische Temperatur erreicht ist, der kann es sich auch ein wenig einfacher machen: Das Schlafzimmer ist dann perfekt temperiert, wenn man nachts weder schwitzt noch friert.

Allerdings sind die Geschmäcker hier bekanntlich verschieden. Der eine reißt das Fenster zum Schlafen weit auf, weil er am liebsten die ganze Nacht frische Luft bekommt und sich morgens schon über Ruf und Geruch der Natur freut. Der andere sperrt sich regelrecht weg in seiner Schlafwelt, will von außen nichts mitbekommen und wohlbehütet vor sich hinträumen. Fenster in der Nacht auf oder zu? Man munkelt, daran wären schon Beziehungen in die Brüche gegangen.

Gerade im Sommer kann ein offenes Fenster ein echter Segen sein. Nachts fällt die Temperatur, und das Schlafzimmer kühlt ein wenig ab. Endlich ein paar Stunden hitzefrei – wundervoll. Für Menschen, die unter Heuschnupfen leiden, ist das allerdings keine gute Idee. Denn durch das offene Fenster gelangt nicht nur frische Luft ins Schlafzimmer, sondern auch Pollen. Und dann, hatschi, raubt einem nicht die Hitze, sondern eben der Niesanfall den Schlaf.

Deshalb sollte man klug lüften: Auf dem Land sind die Pollen morgens besonders eifrig, in der Stadt eher abends. Wer starken Heuschnupfen hat, das Fenster aber dennoch nicht dauerhaft verbarrikadiert halten möchte, dem könnte ein sogenanntes Pollenschutzgitter weiterhelfen. Mit einer extrem feinen Gitterstruktur werden die kleinen Fieslinge ausgesperrt: Du kommst hier nicht rein! Und da der Türsteher schon einmal dabei ist, unerwünschte Gäste fernzuhalten, zeigt er auch Stechmücken, Fliegen und allem, was sonst so kreucht und fleucht, die rote Karte.

Was sich aber leider auch durch ein Pollengitter am Fenster nicht abschrecken lässt, ist der Lärm. Gelegentliche laute Geräusche, wie das Vorbeirattern der Straßenbahn oder Teenager am Wochenende, können uns schon mal aus dem Schlaf reißen. Wer weiß, dass er sehr geräuschempfindlich ist, der lässt das Fenster deshalb natürlich lieber geschlossen und lüftet vor dem Pennen noch einmal ordentlich durch. Das ist völlig ausreichend: In einem durchschnittlichen Schlafzimmer – rund fünfzehn Quadratmeter groß – ist weitaus mehr frische Luft vorhanden, als zwei Menschen nachts wegatmen könnten. Wer das Fenster also lieber geschlossen hält oder es wegen Lärm oder Pollenflug gezwungenermaßen geschlossen halten muss, der braucht keine Angst zu haben, dass er nachts erstickt. Alles eine Frage der Gewohnheit.

Pflanzen im Schlafzimmer

Auch Pflanzen im Schlafgemach sind ein durchaus beliebtes Streitthema. Ja oder nein? Nicht wenige Menschen sind der Meinung, dass man am besten gar keine Gewächse in den Schlafraum stellt. Aber warum eigentlich? Sind Pflanzen neben dem Bett eine grüne Bedrohung? Das Stichwort heißt: Photosynthese. Immer wenn Licht auf das Chlorophyll der Pflanze trifft, auch bekannt als Blattgrün, startet der Vorgang. Während der Photosynthese nimmt die Pflanze Kohlenstoffdioxid aus der Luft auf und gibt Sauerstoff als Abfallprodukt wieder ab. Da die Pflanze dafür unbedingt Licht braucht, passiert der Vorgang nur tagsüber. Nachts stellt sie die Photosynthese ein, ist aber trotzdem aktiv. Während wir schlafen, nimmt sie wiederum Sauerstoff auf, kehrt den Prozess also um. Das Abfallprodukt ist nachts Kohlenstoffdioxid. Und das, das wissen wir, führt zu schlechter Luft.

Viele Pflanzenliebhaber halten sich deshalb zurück und stellen keine Gewächse neben das Bett. Sie befürchten, dass die Pflanzen ihnen nachts den guten Sauerstoff wegatmen könnten. Aber kein Grund zur Sorge: Kakteen, Blumen und Palmen werden uns nachts nicht gefährlich. Dafür ist ihr Sauerstoffbedarf viel zu gering. Trotzdem sollte man das Schlafgemach nicht in einen Dschungel verwandeln. Weniger ist, wie so oft, mehr. Im besten Fall stellt man sich Pflanzen nur vereinzelt ins Schlafzimmer und verteilt sie gut im Raum. Dann bleibt die Luft auch nachts frisch, aber man hat trotzdem die positiven Effekte einer Zimmerpflanze. Es gibt nämlich auch gute Gründe für einen Evergreen im Schlafzimmer.

Der erste und offensichtlichste ist natürlich ihr Aussehen. Pflanzen können einen Raum zur Wohlfühloase machen und ihm Natürlichkeit verleihen. Außerdem punkten sie mit inneren Werten: Sie verdunsten Feuchtigkeit und filtern Schadstoffe aus der Luft. Das verbessert die Luftqualität merklich. Es gibt wahre Superhelden unter den Pflanzen! Werfen wir also einen Blick auf die Pflanzen, die mit herzlicher Einladung ins Schlafgemach einziehen dürften.

Unser erster grüner Gast auf der Pyjamaparty ist die Aloe Vera. Sie ist ausdrücklich erwünscht, weil sie mit einem grandiosen Zaubertrick aufwartet. Und so eine kleine Zaubershow sorgt doch auf jeder Feier für gute Stimmung. Denn Aloe Vera kann, anders als die meisten Pflanzen, nicht nur tagsüber, sondern auch in der Nacht Sauerstoff abgeben. Das sorgt jederzeit für frische Luft. Doch wie es sich für einen Zauberkünstler gehört, trägt er ein auffälliges Kostüm. Aloe Vera hat viele kleine Stacheln und kann ordentlich pieksen. Deshalb sollte man sie auf Abstand halten. Niemals auf das Nachtkästchen stellen, sonst gibt es am Ende noch ein böses Erwachen, wenn man schlaftrunken versucht, das Geschepper des Weckers abzustellen.

Die gleiche Zauberkraft wie die Aloe Vera – aber ohne das gefährliche Zackenkleid – hat der Bogenhanf. Auch er wandelt nachts Kohlenstoffdioxid in Sauerstoff um, ist also ebenfalls ein Luftverbesserer. Dieser Partygast sticht nicht und macht auch noch sauber, während die Party in vollem Gange ist, indem er Schadstoffe und Haushaltsgifte aus der Luft filtert – solche Gäste haben wir doch gerne.

Mit auf der Gästeliste steht der Efeu, auch, wenn manch einer sich vielleicht daran stören könnte, dass sich die Pflanze gerne ziemlich breitmacht. Sie wächst und gedeiht schnell und prächtig – für manche etwas zu prächtig. Aber auf unserer Pyjamaparty können wir seine ausschweifende Persönlichkeit nur gutheißen. Denn Efeu ist der Putztrupp für die harten Fälle, weil er die Luft noch besser reinigt als der Bogenhanf.

Besonders auf Schimmelsporen hat er es abgesehen und setzt sie ohne Umschweife vor die Tür. Kurzen Prozess macht er im Zweifelsfall aber auch mit allen anderen Partygästen, die ihm zu nah kommen. Efeu ist sehr giftig. Wenn also Kinder oder Haustiere bei dem Fest vorbeischauen, sollten wir ihn an einen unzugänglichen Ort verbannen. Aus sicherer Entfernung darf er das wilde Treiben gerne beobachten. Aber keinen Schritt weiter!

Auch das Einblatt filtert die Nacht hindurch ungebetene Gäste aus unserer Luft. Aber noch viel wichtiger ist, dass das Einblatt auf der Pyjamaparty dafür sorgt, dass niemand auf dem Trockenen sitzt. Die Pflanze mit ihren großen, kräftig grünen Blättern und weißen Blüten steigert die Luftfeuchtigkeit im Raum im Handumdrehen.

Leider ist so ein Schlückchen Wasser aber nicht genug für unsere Partygäste. Sie sind anspruchsvoll und hätten doch gerne einen Drink mit etwas mehr Aromen. Wie gut, dass zu später Stunde auch noch das Zitronengras erscheint. Kaum angekommen macht das Gras es sich am Fenster bequem und verströmt einen markanten Duft. Das hebt die Stimmung und hält fiese kleine Stechmücken fern. Gut so! Keiner braucht Besuch, der laut surrend herumpöbelt und einen auf dicken Stachel macht. Sonst klatscht es gleich, aber sicher nicht Beifall! Mit solchen Störenfrieden wollen wir besser nichts zu tun haben. Also positionieren wir unser Zitronengras am besten direkt am Eingang zum Schlafzimmer oder am offenen Fenster.

Aloe Vera, Bogenhanf, Einblatt, Efeu und Zitronengras – mit diesen Gästen kann unsere Pyjamaparty nun steigen. Sie sind bestens geeignet für eine gute Nacht, denn sie sind durch die Bank bodenständige und genügsame Gesellen. Niemand braucht extravagante Diven auf dem Fest, die nur mit ihren leuchtenden, großen Blüten beeindrucken wollen.

Auf stark blühende Pflanzen verzichten wir im Schlafzimmer am besten ganz. Lavendel zum Beispiel hat zwar eine beruhigende Wirkung, ins Schlafgemach hat er dennoch keinen Zutritt. Denn Pflanzen, die sehr intensiv duften, können Kopfschmerzen verursachen. Außerdem haben Allergiker bei prächtigen Blüten natürlich wieder mit dem Pollenproblem zu kämpfen. Hat man die fiesen Flieger mit einem Schutzgitter daran gehindert reinzukommen, dann sollte man sie sich natürlich nicht mit voller Absicht ins Schlafzimmer stellen. Der Feind im eigenen Haus und so.

Kein Licht ins Dunkel

Das Schlafzimmer ist unser heimeliger Rückzugsort für die Nacht. Und wir geben uns die größte Mühe, den Raum sinn- und geschmackvoll einzurichten und liebevoll zu gestalten. Ein Poster an der einen Wand, eine Bildergalerie an der anderen, Pflanzen, Vorhänge, Kissen, Kerzen und ein weicher Teppich. Aber so schön wir uns diesen Raum auch einrichten: Wenn wir schlafen, sollten wir von diesem wundervollen Anblick sehr wenig oder am besten gar nichts mehr zu sehen bekommen.

Licht kann ein Störfaktor für gesunden Schlaf sein, das haben wir bereits ausführlich im Kapitel »Schlaflos am Handy« besprochen. Aber nicht nur das Licht der Bildschirme, das wir uns ganz bewusst direkt vor die Nase halten, bringt uns um den Schlaf. Es können auch Lichtquellen sein, die wir selbst gar nicht beeinflussen können. Wie zum Beispiel die Straßenlaterne oder die Leuchtreklame vor dem Schlafzimmerfenster. Oder das Denkmal in der Nähe, das die ganze Nacht angestrahlt wird. All diese künstlichen Lichtquellen erhellen die Nacht.

Wir brauchen also eine möglichst schnelle Lösung gegen das Licht im Dunkel: Denn eine Stadt mit etwa dreißigtausend Einwohnern erhellt den Himmel in einem Umkreis von über zwanzig Kilometern. Deshalb sind in Europa auch die Hälfte aller Menschen von einer konstanten sogenannten »Lichtverschmutzung« betroffen, also einer Erhellung des Nachthimmels durch künstliche Lichtquellen. Das verhagelt uns unter Umständen nicht nur den Schlaf, sondern gleich die gesamte Stimmung. Dafür haben Forscher der Ohio State University in Columbus erste Anzeichen entdeckt.

Um zu erforschen, welchen Einfluss Licht in der Nacht auf einen Organismus haben kann, führten die Wissenschaftler Experimente mit Hamstern durch. Sie unterteilten die kleinen Nager in zwei Gruppen: Für den ersten Teil blieb alles wie gewohnt. Vor allem das Licht veränderte sich nicht: Tagsüber war es sechzehn Stunden lang hell, nachts wurde es im Käfig für acht Stunden dunkel. Währenddessen konnten die kleinen Tierchen all die putzigen Sachen machen, die zu einem Hamsterleben eben so dazugehören – Futter in den Backen bunkern, schlafen, in Miniatur-Laufrädern ein paar Runden drehen.

Auch die andere Hamstergruppe wurde tagsüber sechzehn Stunden am Stück mit Licht bestrahlt. Allerdings ging den Tieren auch nachts ein Licht auf. Dies war jedoch schwächer als tagsüber und hatte eine Stärke von etwa fünf Lux. Das ist vergleichbar mit der Lichtabstrahlung eines laufenden Fernsehers im sonst dunklen Schlafzimmer. So konnten die Wissenschaftler eine möglichst reale Lichtverschmutzung nachstellen. Denn in unseren Zimmern ist es ja auch nicht taghell, wenn draußen die Laternen brennen. Sondern es ist eben nur ein wenig schummrig – aber selbst dieses bisschen kann Folgen haben.

Acht Wochen lang zogen die Wissenschaftler ihre Lichtexperimente durch und veröffentlichten ihre Erkenntnisse im Anschluss im Fachmagazin »Molecular Psychiatry«. Um Aussagen treffen zu können, wie stark das Licht in der Nacht die Tiere beeinflusst hatte, war es besonders wichtig für die Neurowissenschaftlerin Tracy Bedrosian und ihre Kollegen, im Anschluss an die Experimente den Hippocampus der Tiere zu untersuchen.

Hippocampus heißt wörtlich übersetzt Seepferdchen: Das gebogene Areal im Gehirn sieht mit etwas Fantasie dem Meerestierchen nicht unähnlich, nur ohne Kopf. Der Hippocampus ist essenziell für das Lernen. Würde er plötzlich fehlen, dann könnte man sich keine neuen Informationen mehr merken. Aber nicht nur das. Er kann auch Hinweise darauf geben, ob eine Person depressiv ist. Bei vielen chronisch depressiven Menschen lässt sich ein verkleinerter Hippocampus nachweisen – das war auch der Grund, warum der Hamster-Hippocampus bei dieser Studie genauer unter die Lupe genommen wurde.

Das Ergebnis: Bei jenen Hamstern, die auch nachts mit Schummerlicht bestrahlt wurden, konnte man am Ende des Versuchs eine Veränderung des Hippocampus feststellen. Das Hirnareal der Tiere war nachweislich geschrumpft. Daraus schloss man, dass das Lichtexperiment eine ganze Reihe von depressiven Nagern hervorgebracht hatte. Und diese Vermutung konnte man nicht nur am Gehirn festmachen, sondern die Hamster zeigten auch in ihrem Verhalten Anzeichen einer echten Krise: Sie bewegten sich weniger, wollten kaum noch herumflitzen und hatten auch nahezu kein Interesse mehr am Zuckerwasser, das sie vor dem Lichtexperiment noch in eine handfeste Hysterie versetzte. Zuckerwasser ist in einem Hamsterleben die wahrscheinlich köstlichste Köstlichkeit, die man sich nur vorstellen kann.

Beim Menschen könnte es ähnlich sein. Mit Betonung auf

»könnte«. Eins zu eins lassen sich die Erkenntnisse natürlich nicht übertragen. Das liegt vor allem daran, dass Hamster in aller Regel nachtaktiv sind. Menschen nicht. Das bringt uns zunächst zu der Erkenntnis, dass Hamster im Schlafzimmer keine gute Idee sind. Macht aber auch eine generelle Übertragung der Studienergebnisse auf den Menschen besonders schwierig, da der nachts normalerweise lieber schläft, als stundenlang im Laufrad zu pesen.

Klar ist aber auch, dass die Städte, unsere modernen Hamsterkäfige, wachsen, immer größer und heller werden. Wir können dank elektrischem Licht rund um die Uhr Erleuchtung bekommen, egal ob gerade Nacht oder Tag ist. Das ist eine relativ neue Entwicklung, auf die unser Körper mit Blick auf die Evolution natürlich noch gar nicht eingestellt ist, und das kann Folgen haben. Die Lichtverschmutzung nahm also in den vergangenen Jahrzehnten stetig zu, und – hier wird es auffällig – parallel stieg auch die Anzahl der Menschen, die an Depressionen erkrankten. Natürlich kann diese Erkrankung eine Vielzahl anderer Auslöser haben, aber einer davon könnte eben auch die permanente Lichtbestrahlung sein.

Gehen wir also lieber auf Nummer sicher und machen das Schlafzimmer einfach zappenduster. In der Nacht schotten wir uns komplett von leuchtenden Straßenlaternen, blinkenden Schildern, hellen Autoscheinwerfern und strahlenden Litfaßsäulen ab. Man möchte ja nichts riskieren, oder? Morgens, wenn das natürliche Licht der Sonne die Stadt begrüßt, sind diese natürlichen Strahlen herzlich willkommen. Am einfachsten schafft man den perfekten Licht-Dunkelheit-Rhythmus mit Jalousien mit einer Zeitschaltung. Nachts dunkel und am Tag natürliches Licht: So bleiben unser Körper und unsere Psyche in Balance.

Es ist am gesündesten für den Menschen, wenn er regelmäßig natürliches Licht abbekommt und dann wieder Dunkelheit herrscht. Das Schlafhormon Melatonin wird nur in der Dunkelheit produziert, wie wir bereits erfahren haben. Sind wir ständig umgeben von Licht, kann unser Melatoninspiegel beeinflusst werden, und wir werden nicht müde oder schlafen schlechter. Ob das beim Menschen auch zu einer Depression führen kann, ist nicht abschließend geklärt. Aber Hinweise darauf gibt es. Sicher ist allerdings: Menschen, die permanent Licht ausgesetzt sind, schlafen anders – und meist entsprechend gegen einen gesunden Rhythmus.

Diese Erkenntnis würden wohl auch die Hamster-Forscher unterstreichen. Denn die ließen die Hamster, die nachts mit Licht bestrahlt wurden, nach ihrem Versuch wieder in Ruhe und gaben ihnen die Dunkelheit der Nacht zurück. Dadurch hob sich die Stimmung der Nager. Sie wurden wieder quietschfidel und erfreuten sich erneut am Leben – und am Zuckerwasser.

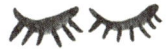

Gut geschlafen ...

... Heiko Kunert?

Ein Blinder erzählt, wie bunt seine Träume sind — auch wenn man nichts sehen kann.

Interview

Na, hast du gut geschlafen?

Letzte Nacht hab ich relativ kurz geschlafen. Ich hatte vorher eine Woche Urlaub, und da ist mein Schlafrhythmus ein anderer als im Alltag. Das muss sich erst wieder einpendeln.

Wann wird man als blinder Mensch müde, wenn es doch immer dunkel ist?

Blind ist nicht gleichbedeutend mit vollkommener Dunkelheit. In Deutschland gilt man als blind, wenn man auf dem besseren Auge weniger als zwei Prozent Sehvermögen hat. Sprich: Ein Großteil der 120 000 bis 150 000 blinden Menschen hierzulande nimmt noch Licht wahr, oft auch noch Konturen oder starke Kontraste. Aber natürlich gibt es auch Menschen wie mich, die wirklich gar nichts sehen können. Sonnenlicht nimmt man allerdings nicht nur mit den Augen wahr, sondern auch mit der Haut. Auch der Duft der Luft ist am Tag anders als am Abend und in der Nacht. Außerdem klingt die Welt am Tag anders — Vögel zwitschern, und es sind mehr Menschen unterwegs. Am Abend wird es dann selbst in der Stadt ruhiger. Das überträgt sich auch auf die Stimmung, und man wird langsam schläfrig. Außerdem stehe ich, wie jeder andere, morgens auf und gehe zur Arbeit. Deshalb bin ich am Abend auch irgendwann müde und brauche Ruhe.

Haben blinde Menschen häufiger Schwierigkeiten zu schlafen?
Nicht selten tritt bei vollblinden Menschen eine sogenannte zirkadiane Rhythmus-Schlafstörung auf, weil das Tageslicht als Zeitgeber fehlt. Dadurch kann sich die innere Uhr verschieben – weg vom 24-Stunden-Rhythmus hin zu einem, zum Beispiel, 25-Stunden-Rhythmus. Dasselbe Phänomen kann aber auch bei sehenden Menschen auftreten, besonders häufig bei Menschen, die im Schichtdienst arbeiten müssen, also mal im Hellen und dann wieder im Dunkeln. Die Betroffenen leiden in der Folge unter Schlappheit und Müdigkeit am Tag. Es kursieren Zahlen, wonach etwa fünfzig Prozent der vollblinden Menschen hierzulande davon betroffen sind. Man sollte jedoch dazusagen, dass diese Zahlen in den letzten Jahren insbesondere von Pharmafirmen gehypt wurden, die entsprechende Medikamente verkaufen wollen.

Die Träume von sehenden Menschen bestehen aus bunten Bildern. Wie darf ich mir deine Träume vorstellen?
Ich bin mit sieben Jahren erblindet. In meinem Gedächtnis gibt es also noch visuelle Erinnerungen. Diese tauchen immer noch gelegentlich in meinen Träumen auf. Meistens allerdings nehme ich die Welt im Traum mit denselben Sinnen wahr wie untertags – vor allem mit dem Tastsinn und dem Gehör. Menschen, die seit ihrer Geburt vollblind sind, sehen selbstverständlich auch im Traum keine Bilder und Farben.

Du träumst also mit anderen Sinnen?

Träume speisen sich aus dem, was in meinem Gehirn an »Rohmaterial« vorhanden ist. Deshalb sind meine Träume vor allem vom Hören und Fühlen geprägt. Zusammen mit dem Duft- und Geschmackssinn ist das eben meine Art, meine Umwelt wahrzunehmen. Ich werde häufig nach meinen Träumen gefragt, wenn ich Leute treffe, die zuvor noch nie mit blinden Menschen Kontakt hatten. Wahrscheinlich liegt das daran, dass sich Sehende in erster Linie an die Bilder aus ihren Träumen erinnern und sich nicht vorstellen können, dass es auch anders sein könnte. Dass die Träume von Sehenden aus bunten Bildern bestehen ist logisch, da das Visuelle auch am Tag der Sinn ist, der die allermeisten Eindrücke liefert. Für mich aber spielt das Aussehen von Menschen und Dingen im Alltag eine untergeordnete Rolle. Das bedeutet aber nicht, dass meine Welt nicht bunt ist. Düfte, Klänge, Erfühltes vermitteln eben auch viele Informationen und Eindrücke – im realen Leben wie auch im Traum.

Vielen Dank für das Gespräch und gute Nacht.

Gemeinsam schlafen

Und nun aber wirklich: Ab ins Bett! Denn nichts steht uns mehr im Wege, um unser wundervolles Schlafzimmer endlich zu nutzen, wofür es da ist: zum Schlafen. Einkuscheln, eine Tasse Tee auf dem Nachtkästchen, ein gutes Buch in der Hand und dann langsam wegdämmern. Aber halt: Haben wir nicht noch etwas übersehen? Etwas ganz Entscheidendes? Stimmt, da war ja was. Die Rede ist von unseren Liebsten. Von den Menschen, die gemeinsam mit uns in den Nachtzug steigen. Denn auch die haben einen entscheidenden Anteil daran, ob unsere Nacht eine gute sein wird oder nicht.

Über achtzig Prozent der Deutschen, die in einer Beziehung leben, schlummern nicht alleine, sondern miteinander in einem Doppelbett. Die restlichen zwanzig Prozent bevorzugen getrennte Betten in getrennten Schlafzimmern, wohnen in verschiedenen Wohnungen oder gleich an unterschiedlichen Orten. Das Nebeneinanderschlafen ist für Paare, zumindest in den westlichen Gesellschaften, zum Standard geworden, so sehr, dass manche den bloßen Gedanken daran, allein zu schlafen, nicht ertragen können. Hat ein Paar Kinder, dann kuschelt sich auch noch der Nachwuchs dazu – zumindest auf Zeit. Und diese mehrköpfigen Bettkonstellationen werfen natürlich auch einige Fragen auf – und bringen noch mehr Herausforderungen mit sich.

Wie gelingt eigentlich das friedliche Nebeneinanderschlummern? Warum machen manche Menschen kein Auge zu, wenn sie alleine einschlafen sollen? Andere hingegen lassen, zumindest innerlich, die Korken knallen, wenn der Partner wenigstens für ein paar Tage auf Geschäftsreise ist und sie das Bett ganz für sich alleine haben. Wären getrennte Betten grundsätzlich vielleicht die klügere Wahl, oder sind wir eben doch Herdentiere, die die Nähe von anderen Menschen, unseren Liebsten, dringend brauchen?

Einer der gängigsten wissenschaftlichen Ansätze, um zu erklären, warum eine Mehrheit der Menschen es bevorzugt, zu zweit, manche gar in einer größeren Gruppe, zu schlafen, führt uns – wieder mal – in unsere graue Vorzeit zurück. Als wir noch schutz- und netflixlos in unseren Höhlen saßen, die wir Zuhause nannten.

Damals hatten wir abends nicht wirklich etwas zu tun. Wie auch, es war ja dunkel, und die Erfindung des elektrischen Lichts ließ noch eine Weile auf sich warten. Deshalb legte man sich nach der Abenddämmerung eben zur Ruhe. Was für unsere heutigen Ohren eigentlich ganz entspannt klingt, war zu dieser Zeit aber tatsächlich eine gefährliche Angelegenheit. Denn im Schlaf war man Raubtieren ausgeliefert.

Wie auf dem goldenen Präsentierteller lag man in seiner Höhle, hungrige Angreifer mussten eigentlich nur noch hereinschleichen und sich am Büfett bedienen. Deshalb war es klüger, in der Gruppe zu schlafen. Man konnte einfach besser aufeinander aufpassen, sich gegenseitig beschützen. Zwölf Ohren hören eben mehr als nur zwei. Und zwölf Arme sind, im Falle eines Raubtierangriffs, auch deutlich schlagkräftiger.

Zahlreiche Forscher gehen davon aus, dass die Angst, nachts gefressen zu werden, bis heute in uns weiterlebt. Eine sogenannte Ur-Angst. Das erkennen die Wissenschaftler zum Beispiel daran, dass sich viele Kinder im Dunkeln fürchten – auch wenn die Angst vor dem Monster im Schrank oder unter dem Bett rational gesehen völlig unbegründet ist. Denn im Dunkeln, zumindest wenn es von vier Wänden, einem Dach und einer verschlossenen Eingangstür begrenzt ist, kann heute eigentlich nicht viel passieren. Gefressen werden wir da jedenfalls eher nicht, jeder Ausflug auf den Kinderspielplatz ist riskanter. Aber dieses schwarze, alles umhüllende Nichts und die Tatsache, dass man darin keinen Überblick mehr hat, sorgt doch bei vielen Menschen für ein mulmiges Gefühl. Auch bei manchen Erwachsenen.

Im Grunde reicht es schon, wenn überhaupt jemand da ist, um das Unwohlsein aus der Welt zu schaffen. Haustiere im Bett können in uns dasselbe Gefühl von Schutz auslösen. Auch wenn sich die meisten Haustierbesitzer bei diesem Thema bedeckt geben und es deshalb keine konkreten Zahlen darüber gibt, wie viele Vierbeiner sich allabendlich ins Schlafzimmer verirren. Aber einige Studien liefern zumindest den folgenden Richtwert: Etwa jeder dritte Haustierbesitzer teilt nicht nur Haus und Hof mit dem geliebten Tier, sondern auch das Bett. Als häufigster Grund für den nächtlichen Besuch wurde angegeben: Der Vierbeiner vermittelt Sicherheit und gibt Geborgenheit.

Trotz dieser positiven psychologischen Wirkung lässt sich über Haustiere im Bett hervorragend streiten. Denn es gibt doch auch einige Mankos, die ein Vierbeiner mit unter die Bettdecke bringt. Vor allem die Hygiene leidet, wenn man auch nachts nicht die Finger vom geliebten Schmusetier lassen kann. Denn dem Hund oder der Katze ist es meist herzlich egal, welche Überreste noch an Fell und Pfoten kleben, wenn sie sich nach dem allabendlichen Spaziergang zu Herrchen oder Frauchen in die Kissen kuscheln. Da können auch schon mal Flöhe oder Zecken mit im Gepäck sein.

Neben Haaren, Schmutz, Parasiten und Krankheitserregern kann es aber auch noch zu ganz anderen Problem kommen: hausgemachten Rivalitätskämpfen.

Während die Beziehung zu Katzen meistens dadurch gestärkt wird, dass man gemeinsam in einem Bett schläft, ist das bei Hunden nicht immer der Fall, und es kann zu Rangkämpfen kommen. Zum Beispiel mit dem Partner des Hundebesitzers, vor allem wenn er der Neue ist, der aus Sicht des Hundes ja mal so überhaupt nichts im weichen Kuschelbett zu suchen hat. Und dann wird das Bett verteidigt, nicht selten sogar lautstark.

Es gibt also genügend Gründe, warum es gut überlegt sein sollte, ob man seinem geliebten Haustier wirklich Zutritt zum Schlafzimmer gewährt. Auch wenn Fiffi, Bello, Miezi und Co. im Bett umstritten sind, eines ist nun trotzdem klar: Der Wunsch, nicht alleine zu schlummern, ist groß – und tief in uns verankert. Deshalb sollte man doch auch meinen, dass das Schlafen in der großen Gruppe der Idealzustand für uns ist. Aber ganz so leicht ist es eben doch nicht.

Denn das Schlafen im Matratzenlager auf einer Hütte, im Schlafsaal eines Hostels oder bei ausuferndem Übernachtungsbesuch in den eigenen vier Wänden hat natürlich auch einige Nachteile: Mehr Menschen, die sich bewegen, mehr Menschen, die schnarchen und andere unliebsame Geräusche machen, mehr Menschen, die die Decke klauen könnten. Wenn man nicht gerade Kleinkinder hat, hat sich die Zweisamkeit im Schlafzimmer durchgesetzt. Es ist die beliebteste Schlafkonstellation für Paare überhaupt. Einer links, einer rechts, und dann gute Nacht miteinander.

Mit einem Partner schlummern

Zu zweit ins Bett zu gehen hat so seine Tücken: Der eine liest abends gerne noch ein paar Seiten, der andere ist gestört vom Licht der Nachttischlampe. Der eine schnarcht. Der andere schnarcht auch. Und beide behaupten, sie seien es nicht gewesen. Der eine hat kalte Füße, der andere warme Gedanken. Zu zweit schlafen ist, machen wir uns nichts vor, zwar etwas Schönes, aber auch eine ziemliche Herausforderung. Und trotzdem halten die Deutschen an ihren Doppelbetten fest, als gäbe es keinen Morgen mehr nach einer getrennten Nacht.

Das Nebeneinanderschlafen von Menschen in einer Beziehung bleibt meist im Verborgenen, im Privaten. Und weckt in so manchem eine ungeahnte voyeuristische Neugier: Wie geht es wohl zu in den Betten der anderen? Etwa aufregender als bei uns? Über was reden die Nachbarn vor dem Schlummer? Legen sie sich im ausgebeulten Nachthemd schlafen, oder sind die dabei nackt? Und schlafen sie wohl auch noch nach Jahren eng umschlungen ein, oder gehen sie inzwischen getrennte Wege, um ausreichend Sicherheitsabstand zu halten? Mit genau diesen Fragen beschäftigt sich auch die Forschung.

Das gemeinsame Schlafen zweier Personen in einem Bett wird in wissenschaftlichen Texten meist ganz nüchtern als Paarschlaf bezeichnet. Dabei lassen sich zwei grundsätzliche Strömungen in der Forschung ausmachen: Der erste Ansatz hat seinen Fokus auf den Zahlen und Fakten. Alles, was sich eindeutig messen lässt, wird aufgezeichnet und ausgewertet – die Vermessung des Paarschlafs, sozusagen. Da guckt man sich zum Beispiel die nächtlichen Bewegungen an.

Mit einem Bewegungssensor am Handgelenk der Schlafenden können die Forscher genau überprüfen, ob und wie stark sich jemand wälzt. Und sie können auch messen, ob und wie stark das den Schlaf der anderen Person beeinflusst. Frauen haben in der Regel einen leichteren Schlaf als Männer. Und wenn diese beiden sich ein Bett teilen, dann wird *sie* eben häufiger wach – was ihre Schlafqualität natürlich beeinträchtigen kann.

Die andere Forschungsströmung untersucht die soziokulturelle Funktion des Paarschlafes. Forscher, die diesen Ansatz haben, sehen die gemeinsame Nacht und das geteilte Bett als ein soziales System, in dem sich Rollenbilder, Wertesysteme oder auch Machtverhältnisse manifestieren – und entsprechend untersuchen lassen.

Forscher aus dieser Truppe können zum Beispiel die Liegeposition eines Paares betrachten und aus dieser alltäglichen Situation ableiten, welche grundsätzlichen Bedürfnisse oder Ziele die beteiligten Personen verfolgen. Dass man sich allabendlich gemeinsam ins Bett kuschelt, ist soziale Praxis, die unter anderem Nähe schafft. Unser Schlaf ist ein Stück weit immer noch mit Scham behaftet, eine ziemlich intime Angelegenheit. Niemand würde wohl gerne auf der Geschäftsreise mit dem Kollegen oder der Kollegin ein Bett teilen. Die professionelle Ebene komplett verlassen, um ganz persönlich zu sein. Zu privat sind die Schlummerstunden und der morgendliche zerzauste Anblick. Aus genau diesem Grund sehnen wir uns aber danach, an der Seite unseres Partners zu pennen. Denn hier erfüllt die intime Zeit miteinander einen Zweck. Wir zeigen unsere Zerbrechlichkeit, Schutzlosigkeit und sind ganz echt. Im Schlaf verstellen wir uns nicht, wir grunzen und glucksen, zappeln und treten, und das Schlafshirt verruscht schon mal und gibt den Blick auf Körperstellen frei, die wir im Alltag verbergen oder geschickt kaschieren. All diese kleinen intimen Momente schaffen Vertrauen und stärken die Bindung. Wir verfolgen diese Ziele nicht absichtlich, sondern sie ergeben sich aus unserem Alltag, in dem mit unbewussten Gesten große soziale Konstrukte aufrechterhalten werden, wie zum Beispiel die Liebe zwischen zwei Menschen.

Einen gesunden Mix aus beiden Forschungswelten vereint Professor Paul Rosenblatt von der University of Minnesota. Und jeder, der einmal Mäuschen spielen möchte und erfahren will, wie es in fremden Betten so zugeht, der kommt an seinem Buch »Two in a bed: the social system of couple bed sharing« nicht vorbei. Darin beschreibt der Wissenschaftler nahezu jeden Aspekt, den das Thema Paarschlaf parat hält: die Vorteile und Herausforderungen des gemeinsamen Schlafens, wer warum näher an der Tür schläft oder auch nächtliche Bettgespräche, und warum wer was dabei sagt oder wie im Fall der meisten Männer lieber einfach schweigt.

All diese Abläufe sind hochkomplex und sagen mehr über uns und unsere Beziehungen aus, als uns vielleicht lieb ist. Rosenblatt beschreibt das gemeinsame Schlafen als eine der schwersten Aufgaben überhaupt, die es in einer Partnerschaft zu lösen gilt. Da schau her! Aber, das vorweg, er ist auch der Meinung, dass man es tatsächlich lernen kann – also los!

In seiner Studie interviewte der Sozialwissenschaftler achtundachtzig Personen, die das Bett mit ihrem Partner teilen. Die Studienteilnehmer waren eine bunt gemischte Truppe: hetero- und homosexuelle Paare, alt und jung, verheiratet oder nicht, frisch verliebt oder schon seit Jahrzehnten in einer Beziehung. Sechs Monate war die kürzeste Zeit, die ein Paar nebeneinanderschlief; den Rekord hielten zwei, die seit sage und schreibe einundfünfzig Jahren das Bett teilten.

Und dabei kam so allerhand Wissenswertes über den Paarschlaf zutage. Wissenswert deshalb, weil es durchaus beruhigend ist zu hören, dass es bei den anderen ähnlich abläuft wie bei einem selbst. Dass man kein herzloses Wesen ist, wenn die Abendrituale einigermaßen leidenschaftslos und immer gleich ablaufen. Dass man zueinanderpasst, auch wenn die gemeinsamen Nächte eine Herausforderung sind. Und dass man sich auch dann noch liebt, wenn man nach dem Aufwachen den Kopf lieber noch einmal ins Kissen drückt, anstatt sich sofort einen Guten-Morgen-Schmatzer zu geben – inklusive morgendlichem Mundmuff. Sehen wir uns diese Erkenntnisse deshalb noch einmal im Detail an. Voyeuristische Neugierde und so.

Bereits zu Beginn der Nacht erfahren wir etwas Spannendes: Frisch verliebte Paare gehen meistens zur selben Uhrzeit schlafen. Um gemeinsam einzuschlafen, dicht an dicht, werden dabei aber häufig die Schlafbedürfnisse des Einzelnen unterdrückt. Man geht früher oder später zu Bett, als es einem guttun würde, nur um für Harmonie zu sorgen. Das ändert sich jedoch mit den Jahren, und unsere innere Uhr meldet sich zu Wort. Wir ticken eben nicht alle gleich, und deshalb ist es auch total normal, dass wir zu unterschiedlichen Zeiten schlafen gehen.

Mit der Zeit finden viele Paare zurück zu ihrem eigenen Rhythmus, und die Partner gehen zeitlich versetzt schlafen. Man kennt das etwa von seinen Großeltern. Während der Opa jeden Abend schon bald nach der *Tagesschau* den Rückzug antritt, bleibt die Oma noch einige Stunden wach, futtert Schnapspralinen und guckt den ein oder anderen Krimi an.

Ein anderer Forschungsaspekt sind Konflikte in der Beziehung und wie sie den Paarschlaf beeinflussen: Für die von Rosenblatt befragten Paare ist es durch die Bank ein beschissenes Gefühl, sich nach einem Streit in das gemeinsame Bett zu legen. Tut man es doch, dann rutscht man möglichst weit voneinander weg, sucht körperlichen Abstand zum Partner, der einen zur Weißglut gebracht hat. Und wenn das nicht mehr reicht, dann will man sogar räumlichen Abstand, und einer verbringt die Nacht eben im Gäste- oder Wohnzimmer. So wütend, sauer und schmollend beginnt dann natürlich auch keine gute Nacht. Man ist zu aufgewühlt, macht sich viele Gedanken, bekommt einfach kein Auge zu – was übrigens für die meisten Paare gilt, wie Rosenblatt feststellte.

Deshalb sollte man es auch tunlichst vermeiden, zerstritten unter die Bettdecke zu kriechen.

Eine andere wissenswerte und gleichzeitig beruhigende Erkenntnis ist, dass die Mehrheit der Befragten erzählte, dass sich ihre Schlafroutinen über die Dauer der Beziehung gewandelt haben. Zu Beginn der Beziehung waren die gemeinsamen Nächte leidenschaftlich, und man konnte kaum die Finger voneinander lassen. Man wollte sich beim Einschlafen möglichst eng zusammenkuscheln – eins werden. Mit den Jahren verändert sich das, was total normal ist – weil sich mit der Zeit nicht nur die Zubettgehzeiten, sondern auch die Ziele im Schlafzimmer ändern. War es zu Beginn der Körperkontakt, die Intimität, so ist es später vielleicht einfach nur der Wunsch nach einer möglichst guten Nacht. Dass man sich hierfür nicht ineinander verkeilt und verknotet, sondern sich Freiräume zugesteht, ist ganz wunderbar und bietet überhaupt keinen Grund zur Sorge. Die Mehrheit der Befragten in Rosenblatts Studie kaufte im Laufe der Zeit ein breiteres Bett, schaffte getrennte Matratzen und Decken an und empfand es einfach als angenehmer, sich nachts nicht ständig berühren zu müssen. Dass man sich abends lieber wegdreht und anschweigt ist in den meisten Fällen ein Zeichen für tiefes Vertrauen und großes Verständnis füreinander, das man wohl erst im Laufe der Jahre ganz und gar zu schätzen lernt und sich dann, aus Liebe, den Rücken zukehrt.

Paarschlafpositionen und ihre Bedeutung

Perfekt dazu passen die Erkenntnisse der amerikanischen Körpersprache-Expertin Patti Wood. Auch sie hat sich den Paarschlaf genauer angesehen und die unterschiedlichen Schlafpositionen analysiert und interpretiert. Wir wissen nun ja schon, dass man sich im Laufe einer Beziehung immer wieder anders bettet. Und die Expertin hilft uns, diese Veränderungen noch besser zu verstehen. Sehen wir uns also an, welche Rückschlüsse man aus den unterschiedlichen Arten zu liegen ziehen kann.

Beginnen wir mit einem absoluten Klassiker: dem Löffelchen. In dieser Schlafposition liegen beide auf der Seite und drehen den Kopf in dieselbe Richtung. Ein Partner umarmt den anderen dabei von hinten, dieser ist das große und der andere das kleine Löffelchen. Man schmiegt sich aneinander, eng an eng, bildet sozusagen eine Sardinendose der Liebe. Auf diese Weise hat man ganz besonders viel Körperkontakt und bekommt das volle Partnerpaket geboten, Bauch, Beine, Po inklusive Haaren im Gesicht für das hintere Löffelchen.

Aber selbst das stört löffelnde Liebende kaum, denn wer in dieser Schlafposition schlummert, der ist meist ein noch sehr frischer Fahrgast in der Amore-Achterbahn. Laut der Körpersprache-Expertin ist diese Art zu schlafen gerade am Anfang einer Beziehung sehr beliebt, wenn eine starke sexuelle Anziehung besteht – wie es auch Rosenblatt in seiner Studie herausfand. Wichtig dabei: Das Zuwenden des Rückens während der Nacht bedeutet nicht, dass man dem Partner die kalte Schulter zeigt, sondern dass man ihm blind vertraut.

Neben der Löffelchenstellung ist auch die sogenannte »Brezen« eine populäre Schlafposition, wenn Armors Pfeil erst kürzlich getroffen hat. Brezen-Paare versuchen ebenfalls möglichst eng umschlungen einzuschlafen, nur liegen sie im Gegensatz zum Löffelchen nicht ganz so akkurat nebeneinander. Sondern vielmehr wild durcheinander. Beine und Arme über- und untereinander. Man verknotet sich, egal wie, Hauptsache eng. Es werden geradezu artistische Kunststücke vollbracht, um dem Partner nahe zu sein und so den größtmöglichen Körperkontakt mit dem oder der Liebsten zu haben. Hach, junge Liebe.

Eher vornehm ist die nächste Schlafposition, die wir nun kennenlernen: die königliche Umarmung. Dabei liegt einer der beiden Partner gerade auf dem Rücken, und der andere schmiegt sich von der Seite an ihn heran. Der Kopf des »Anschmiegers« liegt dabei auf der Schulter oder der Brust des anderen. Auch hier haben die zwei Turteltauben sehr viel Körperkontakt. Interessant sind bei dieser Art des Liegens die kleinen Nuancen, die feinen Unterschiede. Laut Wood strahlt die Person, die auf dem Rücken liegt, Selbstbewusstsein aus: »Hier liege ich, wie schön, dass es mich gibt.«

Richtig interessant wird es aber erst dann, wenn man die Armhaltung des selbstsicheren Rückenliegers betrachtet, denn die macht den Unterschied aus. Legte die Person den Arm um den Partner, dann zeugt das von einem starken Beschützerinstinkt. Nichts kann dir passieren, ich bin ja da. Sind die Arme hingegen hinter dem Kopf verschränkt und die Ellenbogen seitwärts ausgerichtet, dann bedeutet das, dass die Person viel Verantwortung übernimmt und gerne sagt, was zu tun ist.

Widmen wir uns also der anderen Person, derjenigen, die sich von der Seite anschmiegt. Denn auch hier kommt es auf die Details an. Nimmt sie die Fötushaltung ein, macht sich also neben dem Partner klein und zieht die Beine in Richtung Bauch, dann ist es wahrscheinlich, dass diese Person stark abhängig von dem anderen Menschen ist. Streckt sie sich hingegen entspannt aus, macht sich lang neben dem selbstbewussten Rückenlieger, dann ist auch der Anschmieger sehr selbstsicher und trifft eigene Entscheidungen – egal was der andere sagt.

Auch nett sind die Fußliebhaber unter uns. Und damit sind nicht Fetischisten gemeint, sondern Paare, die sich, während sie schlafen, mit den Füßen berühren. Dabei ist es erst einmal egal, wie man genau im Bett liegt. Interessant ist für Wood nämlich in erster Linie, dass man überhaupt mit den Füßen oder auch nur mit einem Fuß in Kontakt kommt.

Bei den Füßen handelt es sich um eine besonders sensible Körperregion. Gerade die Fußsohlen sind mit vielen kleinen Rezeptoren ausgestattet, die Wärme, Kälte und jede Berührung registrieren und ans Gehirn weiterleiten. Viele Menschen sind dort extrem kitzelig, und noch mehr verstecken die Füße am liebsten, weil sie sie abgrundtief hässlich finden. Und ja, zugegebenermaßen hat der Mensch attraktivere Körperstellen, aber das ist an dieser Stelle zweitrangig. Uns interessiert schließlich, was es bedeutet, wenn man als Paar im Bett gerne füßelt. Denn unsere Füße sind eine sehr intime Zone: Da darf nicht jeder ran!

Eine Berührung der Füße ist ein absolutes Zeichen für Vertrauen. Hässlich, aber herzlich, wenn man so will. Körpersprache-Expertin Wood sagt, dass Menschen, die so schlafen, viel Freiraum brauchen und trotzdem verbunden sein wollen. Besonders häufig füßelt man entsprechend, nachdem die Fetzen geflogen sind. Die Füße sind das Körperteil, das am weitesten vom Kopf entfernt ist. Und wie die meisten wohl wissen: In der Liebe und gerade nach einem Streit sind Herz und Kopf nicht immer der gleichen Meinung. Die Füße sind nach oder während eines Streits also eine politisch neutrale Zone, sozusagen die Schweiz unseres Körpers.

Um die Wogen im Anschluss wieder etwas zu glätten, fühlen die Streithähne auf diesem neutralen Boden erst einmal vorsichtig vor. So will man seinem Partner mitteilen, dass man ihn noch gernhat – zumindest ein bisschen. Es ist ein kleines Friedensangebot und bedeutet: »Liebling, ich kicke dich (noch) nicht aus dem Bett«.

Und dann gibt es noch die Paarschlafposition Cliffhanger, die die Leere zwischen zwei Teilen beschreibt, die doch irgendwie zusammengehören. Dabei ziehen sich beide Partner auf die jeweils eigene Bettseite zurück, eine Berührung ist dadurch nicht mehr möglich. Diese Schlafposition bedeutet, dass beide guten Schlaf brauchen und sich hierfür den nötigen Raum nehmen und geben. Wer also dachte, dass das Abwenden vom Partner das erste Anzeichen vom Ende sei, der liegt unter Umständen falsch, und das Gegenteil ist der Fall. Der Cliffhanger zeugt vielmehr von einer unabhängigen Beziehung, die gleichberechtigt ist und in der beide dem anderen zugestehen, was für ihn gut ist – klingt nach einer sehr gesunden Basis, um möglichst lange zusammen glücklich zu sein.

Neben Patti Wood haben sich auch viele andere Wissenschaftler mit den Schlafpositionen von Paaren beschäftigt. Zum Beispiel Dr. Samuel Dunkell mit seinem Buch »Sleep Positions: The Night Language of the Body«. Auch er kommt zu ähnlichen Rückschlüssen wie seine Kollegen. Allerdings nimmt er die eigenen Erkenntnisse entspannt gelassen. Sein Kredo ist: Egal ob wir uns distanzieren, löffeln, verknoten oder inniger mit dem Kopfkissen schmusen als mit dem Partner, wichtig ist nur, dass beiden eine erholsame Nacht vergönnt ist. Und mit dieser Einstellung ist er nicht alleine. Die Mehrheit der Forscher ist sich soweit einig, dass Schlafpositionen zwar ein Indiz dafür sein können, wie groß unser Selbstbewusstsein ist oder wie es um unsere Beziehung steht, aber sie bedeuten eben kein endgültiges Urteil. Eine Interpretation bleibt immer noch eine Interpretation, die nie für alle und immer gelten kann. Ein Glück, sonst würden wir künftig noch mehr Zeit mit Analysieren verbringen – und weniger Zeit mit dem Schlaf selbst und unserem Partner, die uns doch beide so lieb und teuer sind.

Schnarcher und andere Quälgeister

Wenn man den Paarschlaf ergründen möchte, kommt man um ein Thema nicht herum, dem wichtigsten Thema vielleicht sogar: das Schnarchen. Denn der Radau aus dem benachbarten Rachen ist einer der am häufigsten genannten Gründe, warum Menschen die gemeinsamen Nächte als nicht erholsam oder gar als frustrierend oder störend empfinden. Das laute Getöse, Gegrunze, Geröchel und Gepuste nervt aber nicht nur den Partner, sondern es kann auch der Gesundheit des Sägers schaden. Deshalb nehmen wir auch das Schnarchen einmal genauer unter die Lupe – und versuchen so Krach im Doppelbett vorzubeugen.

Etwa ein Drittel der Bevölkerung schnarcht. Die einen lauter, die anderen etwas leiser. Die einen sägen stundenlang, bei anderen kehrt bereits nach wenigen Minuten wieder Ruhe ein. Und auch wenn gerne behauptet wird – vor allem von ihnen selbst –, dass Frauen niemals schnarchen, sondern höchstens schnurren, muss man einfach mal sagen, wie es ist: Selbst die vornehmste Dame gibt ab und an ein nächtliches Schnarchkonzert zum Besten. Mehr noch: Das ohrenbetäubendste Schnarchen der Geschichte stammt angeblich sogar von einer Frau.

Die Britin Jenny Chapman soll mit ihrer nächtlichen Geräuschkulisse den unglaublichen Lautstärkewert von einhundertundelf Dezibel erreicht haben. In etwa die gleiche Lautstärke verursachen eine Kreissäge oder ein Presslufthammer. Nur zehn Dezibel mehr, und wir wären im Bereich eines startenden Flugzeugs oder einer Explosion angelangt. Selbst der toleranteste Bettnachbar dürfte an Chapman also verzweifelt sein.

Zum Glück haben die meisten von uns aber nicht eine

unüberhörbare Miss Chapman, sondern höchstens ein etwas gemäßigteres Exemplar zu Hause. Die durchschnittliche Schnarchlautstärke ist nämlich maximal halb so laut wie das der Britin: circa fünfzig Dezibel. Das entspricht der Lautstärke eines normalen Gesprächs oder eines leisen Radios – was den Partner aber trotzdem schon um den Schlaf und zur Verzweiflung bringen kann. Schließlich ist die Schnarchlautstärke im Vergleich zu einem Radio ja nicht konstant, sondern baut sich immer wieder von Neuem auf oder geht mit allerlei seltsamen anderen Geräuschen und Effekten einher, etwa kurzzeitigem Atemstillstand, was den Bettnachbar nur noch zusätzlich nervös macht. Dazu gleich mehr.

Schnarchgeräusche entstehen in unseren Atemwegen, die man sich wie eine Art Rohr vorstellen kann. Allerdings ist dieses Rohr nicht aus einem festen, starren Material gefertigt, sondern es besteht aus weichem Gewebe, das anfangen kann zu flattern, wenn ein Sog entsteht – dann also, wenn wir atmen. Und dieses Flattern ist die Ursache für die fulminante Geräuschkulisse.

Besonders häufig schnarchen Menschen mit verengten Rachenräumen, zum Beispiel weil sie vergrößerte Mandeln haben. Gerade bei Kindern, die zum Teil beeindruckend laut schnarchen können, sind die großen Rachenmandeln oft die Verursacher. Aber die Gründe für das Schnarchen sind genauso vielfältig wie die Geräusche, die dabei entstehen können: Vom leisen Röcheln und gleichmäßigem Glucksen hin zu geräuschvollem Pusten und Konzerteinlagen mit so viel Bass, dass die Wände erzittern.

Männer schnarchen insgesamt viel häufiger als Frauen. Das weiß auch der Schlafforscher Hans Günter Weeß im Interview auf Seite 195 zu berichten. Diese Ungleichverteilung gibt es allerdings nur so lange, bis die Frauen in die Wechseljahre kommen. Dann verändert sich die Hormonzusammensetzung in ihren Körpern. Die weiblichen Sexualhormone, die unter anderem auch das Gewebe stützen, fallen weg. Eine Folge daraus ist, dass auch das Gewebe in den Atemwegen an Spannkraft verliert. Und spätestens dann holen die Damen im Wettstreit um die größte Schnarchnase auf.

Meistens erfährt Mann oder Frau aber erst, dass sie schnarchen, wenn sie mehr oder weniger liebevoll von ihren Mitmenschen darauf hingewiesen werden. Einen solchen Hinweis sollte man wirklich ernst nehmen. Nicht nur um den Hausfrieden zu wahren, sondern auch weil Schnarchen ernsthaft krank machen kann.

Es gibt Untersuchungen, die belegen, dass Menschen, die stark schnarchen, deutlich häufiger eine Herz-Kreislauf-Erkrankung wie Bluthochdruck oder Infarkte bekommen. Ursache und Wirkung sind in diesem Fall jedoch nicht eindeutig, denn die Risikofaktoren für eine solche Erkrankung sind oft identisch mit den Faktoren, die das Schnarchen begünstigen, wie zum Beispiel Übergewicht und Rauchen.

Was war zuerst da: Ei oder Huhn? Schnarchen oder Übergewicht? Es ist im Grunde irrelevant, wenn man versteht, dass das Schnarchen nicht immer nur eine lästige Geräuschkulisse ist. Für Schlaganfälle gibt es beispielsweise eine eindeutige Wirkungskette: Der durch das Schnarchen eingeschränkte Luftfluss kann zu einem Sauerstoffmangel im Blut führen, wodurch sich das Risiko eines Schlaganfalls erhöht. Aber selbst wenn man nicht vom Schlimmsten ausgeht, beeinträchtigt das Schnarchen nicht selten die Schlafqualität – und auch das macht auf Dauer krank.

Bei manchen Menschen flattern die Gewebewände der Atemwege aber nicht nur, sondern fallen ganz zusammen. Dann gibt es für eine kurze Zeit gar keinen Luftfluss mehr. Diese Atemstillstände heißen in der Medizin Apnoe und müssen von einem Arzt untersucht werden. Ab ins Schlaflabor also, um den Spezialisten ein Ohr abzusägen! Da man ja schläft, während es zu den besorgniserregenden Atemstillständen kommt, kann man auch auf andere bei Tag auftretende Symptome wie Schwitzen, Bluthochdruck, Sodbrennen oder Müdigkeit, auch nach einer eigentlich ausreichenden Menge Schlaf, achten. Nehmt Schnarchen und vor allem eine Schlafapnoe ernst – ernsthaft jetzt.

Aber nicht jedes Schnarchen ist krankhaft. Sondern manches auch schlicht störend und nervig. Auch Paul Rosenblatt, den wir bereits kennenlernen durften, widmete dem Schnarchen in seiner Paarschlaf-Bibel ein ausführliches Kapitel. Hören wir uns also einmal an, wie andere Betroffene mit dem von ihnen verursachten nächtlichen Konzert umgehen.

In den Interviews berichteten gleich mehrere Paare, dass der jeweilige Partner gar nicht wusste, dass er schnarcht, bis er oder sie darauf hingewiesen wurde. Ganz hartnäckige Leugner mussten sogar mit Tonbandaufnahmen ihrer eigenen Geräuschkulisse überzeugt werden. Es ist wichtig, sich das Schnarchen einzugestehen, denn nur wenn man daran arbeiten möchte, kann man nach einer geeigneten Lösung suchen.

Schnarchen ist für Menschen, die sich ein Bett teilen, eine der schwierigsten Hürden, die es zu meistern gilt. Und man kann sich regelrecht hineinsteigern in einen gemeinsamen Unruhe-Schlaf: Einer sägt, der andere flippt aus und wälzt sich herum, dadurch wird der Schnarcher wiederum wach – und so weiter und so fort. Das Ergebnis: Am nächsten Tag sind beide wie gerädert.

Deshalb müssen Lösungen her. Am besten wäre es natürlich, das Schnarchen selbst irgendwie in den Griff zu bekommen. Und hierfür gibt es auch wirklich abenteuerliche Ideen und Lösungsansätze. Zum Beispiel gepolsterte Westen und

T-Shirts, die verhindern, dass man sich auf den Rücken legt. Denn manchmal ist das Schnarchen lageabhängig und kann bereits dadurch verhindert werden, dass man sich in einer anderen Position bettet. Es gibt sogar Kissen, die sich automatisch aufpusten, wenn das eingebaute Mikrofon Schnarchgeräusche wahrnimmt. Auch dadurch wird die lautstarke Schlafmütze dazu gebracht, sich etwas zu bewegen und so umzulagern.

Gadgets wie diese kann man durchaus mal ausprobieren, wenn das Schnarchen zur Plage wird. Aber man sollte nicht all seine Hoffnung darauf setzen. Denn Schnarchen hat meist vielfältige Ursachen, die fast nie von heute auf morgen gänzlich beseitigt werden können. Durchaus sinnvoll können in manchen Fällen Zahnschienen sein, die den Unterkiefer leicht nach vorne drücken. So kann der Kiefer nicht zurücksinken und zusätzlich die Atemwege verengen. Auch eine Operation kann helfen. Ob und wann ein operativer Eingriff sinnvoll ist, kann jedoch nur der Arzt beurteilen. Wer sich unters Messer legt, sollte außerdem bedenken, dass es immer Nebenwirkungen geben und man den Erfolg nicht garantieren kann.

Ein anderer Weg, um dem Lärm Herr zu werden, ist es, an den Risikofaktoren zu arbeiten, die das Schnarchen begünstigen. Allen voran das Übergewicht. Besonders bei Männern haben ein paar mehr Kilos auf den Rippen oft lautstarke Folgen. Denn anders als Frauen, die als Erstes an den Hüften und den Oberschenkeln zunehmen, setzt das Fett bei Männern am Bauch und am Hals an. Die Fetteinlagerungen am Hals verengen zusätzlich die Atemwege, mit bekannten Folgen. Deshalb kann Abspecken ein möglicher Weg sein, um für Ruhe im Schlafzimmer zu sorgen.

Ein anderer ist der Verzicht auf Alkohol, das haben wir bereits im Kapitel »Alkohol – das eine Gläschen« erfahren.

Denn Alkohol entspannt nicht nur die Psyche, sondern auch die Muskulatur – und dann flattern die Wände der Atemwege gerne mal wie eine Fahne im Wind.

Auch eine Erkältung oder eine Allergie können zu einem Atemwegs-Engpass führen und so das Schnarchen begünstigen. Immerhin: Nasensprays können im akuten Stadium die Atemwege für eine kurze Zeit etwas befreien – aber auch hier immer erst dem Doktor einen Besuch abstatten.

Bei Allergien muss man zunächst die Ursache für die allergische Reaktion herausfinden: Ist es Heuschnupfen? Ist man allergisch gegen Hausstaub oder Tierhaare? Der Arzt des Vertrauens hilft auch hier bei der Spurensuche und empfiehlt bei starken Symptomen ein Antihistaminikum, das Linderung verschafft.

All diese Maßnahmen können Schnarchnasen also selbst ergreifen, um ihrem Getöse Einhalt zu gebieten. Aber oft helfen selbst die größten Bemühungen nichts, und das Gewebe der Atemwege flattert munter weiter. – Nacht für Nacht, Atemzug um Atemzug. Da kann man als geräuschempfindlicher Partner schon mal die Nerven verlieren.

Auch Rosenblatt fand bei seinen Interviews heraus, dass Schnarchen eine Beziehung auf eine harte Belastungsprobe stellt. Und deshalb erkundete der Forscher auch die Optionen derjenigen, die vom schnarchenden Partner wach gehalten werden. Denn schließlich müssen auch die irgendwie ein Auge zubekommen.

Die erste Strategie, um der Geräuschkulisse zu entgehen, waren unterschiedliche Schlafenszeiten. Einfach versetzt ins Bett gehen reicht manchmal schon aus, um den Haussegen zu wahren. Denn nicht jeder ist die ganze Nacht vom Schnarchen des Partners gestört. Manche haben nur ein Problem damit, wenn sie beim Einschlafen beschallt werden. Sind sie aber erst mal selbst im Schlummerland angekommen, kann neben ihnen nach Herzenslust gesägt werden. Alles schläft, keiner wacht!

Eine zweite Methode waren schlicht und ergreifend Ohrstöpsel. Auch die bringen etwas Stille und so den erholsamen Schlaf zurück. Zumindest dann, wenn man sich erst einmal an das Gefühl gewöhnt hat, dass die Außenwelt nahezu komplett ausgeknipst ist. Denn nicht nur das Schnarchen des Partners wird auf stumm geschaltet, sondern auch alle anderen gewohnten Geräusche und Laute: die vorbeifahrenden Autos, das Knacken des Holzbodens, die Vögel am Morgen und wenn man Pech hat, auch der eigene Wecker in der Früh. Wobei Letzteres nicht immer das Schlechteste wäre, wie man im Interview mit Professor Roenneberg auf Seite 34 nachlesen kann.

Getrennte Schlafzimmer

Die dritte Möglichkeit, der schlafenden Soundanlage neben einem zu entfliehen, ist, in separaten Räumen zu pennen. Klingt nach einem guten Kompromiss. Und trotzdem werden viele das Gefühl nicht los, dass es falsch ist und man in der Beziehung versagt hat, wenn man sich als Paar in der Nacht trennt. Und genau an dieser Stelle kommen wir wieder an einen Punkt, an dem es sehr beruhigend ist zu hören, wie andere Menschen das handhaben. Denn getrennte Betten sind keineswegs der Anfang vom Ende, wie wir weiter oben schon geklärt haben.

Gerade Frauen hätten einen deutlichen Vorteil zu erwarten, denn sie neigen dazu, das Schnarchen des Partners einfach hinzunehmen. Sie wecken den Partner deutlich seltener, als Männer das tun, und nehmen so in Kauf, dass ihre eigene Erholung leidet. Männer sind da etwas – nun ja – forscher und haben weniger Hemmungen, ihre Liebste aus den Träumen zu reißen, wenn sie beginnt zu grunzen. Deshalb sollte man sich fragen, ob wirklich beide gut schlafen können, wenn sie nebeneinanderliegen. Und nicht warten, bis die Augenringe von einem der beiden bis zu den Knien hängen. Es ist keine Lösung, den Partner auf Geschäftsreise zu schicken und jeder Nacht entgegenzufiebern, an der man das Bett endlich, endlich mal wieder für sich alleine hat. Dann doch lieber Klartext reden und gemeinsam nach der besten Lösung für beide suchen.

Aber nicht nur Schnarchen ist ein häufiger Grund für die Entscheidung, fortan nachts lieber getrennter Wege zu gehen. Auch große und kleine Wanderungen können den Partner stören und so den Anlass dafür geben. Häufigster Grund für die Ausflüge: Pipi machen. Und das müssen wir mit zunehmendem Alter nachts immer häufiger.

Auch unruhige und zappelnde Beine können nerven. Das sogenannte »Restless Legs Syndrom« lässt das »Einfach mal die Beine hochlegen« zu einer Tourtur werden und tritt meist dann auf, wenn die betroffenen Personen zur Ruhe kommen – also abends oder nachts. In ihnen macht sich eine konstante Unruhe breit, das oft auch als Kribbeln oder Ziehen in den Beinen beschrieben wird. Abhilfe schaffen dann nur Bewegung und Kühle.

Die genauen Ursachen des Restless Legs Syndroms sind bis heute nicht geklärt. Forscher gehen aber davon aus, dass eine Störung des Dopamin-Stoffwechsels im Nervensystem vorliegen könnte. Dopamin ist ein Botenstoff, mit dem Nerven miteinander kommunizieren. Liegt eine Störung vor, dann kommen die Nerven, einfach gesagt, aus dem Takt – und die Beine lassen sich nicht mehr stillhalten. Wer also unter zappeligen Beinen leidet, der kann einen Arzt aufsuchen. Und auch wenn der Botenstoff nicht die Ursache war, kann der Mediziner die richtige Diagnose stellen und eine passende Behandlung empfehlen – von der Betroffener und Bettnachbar gleichermaßen profitieren.

Nun aber zurück zu den getrennten Schlafzimmern. Die Gründe, warum es sinnvoll ist, sich nachts zu trennen, sind vielfältig und mehr als verständlich. Es gibt jedoch auch negative Aspekte, die diese Entscheidung mit sich bringt, und die sollten wir uns ebenfalls ansehen. Schatzi ade! Scheiden tut weh.

Der Mensch ist ein Gewohnheitstier, und das ist auch gar nicht schlimm, denn Routinen machen unser Leben einfacher. Blöd nur, wenn die eigenen Gewohnheiten für uns negative Konsequenzen haben. Zum Beispiel, wenn man sich nach Jahren im gemeinsamen Schlafzimmer aneinander gewöhnt hat und sich dann trennen muss.

Die meisten Menschen tun sich am Anfang schwer damit, Ruhe zu finden, wenn der Partner fehlt. Und deshalb schlafen sie nicht selten schlechter ein oder unruhig durch. Denn gemeinsam zu schlafen, das wissen wir bereits, gibt Sicherheit und Geborgenheit. Wer gemeinsam schläft, der kann sich gegenseitig beschützen. Vielleicht nicht mehr vor wilden Tieren, wie das früher einmal war. Aber was ist mit Krankheiten?

Es kann beruhigend sein zu wissen, dass im Notfall jemand direkt neben einem liegt, den man um Hilfe bitten kann. Dies ist ein klassisches Beispiel dafür, was Rosenblatt in seinem Buch als *Personen*-fokussierten Grund für den Paarschlaf bezeichnet. Das Individuum findet im Paarschlaf Sicherheit, Zuneigung, Wärme und ein Geborgenheitsgefühl. Dann gibt es noch die sogenannten *Paar*-fokussierten Gründe, wie das Teilen von Erfahrungen, die die Bindung stärken. Im Schlafzimmer sind es besonders häufig intensive Gespräche, die ein »Wir-Gefühl« stiften, so Rosenblatt.

Und so muss man eben gemeinsam abwägen, ob es mehr Gründe für oder gegen das gemeinsame Schlafen gibt. Nur Mut, offen darüber zu reden: Lärm und Liebe zu händeln ist keine leichte Aufgabe, aber als Team findet man sicher die beste Lösung, um sich gegenseitig genug Liebe und ausreichend Wertschätzung gleichermaßen zu geben: für den Partner und unseren Schlaf.

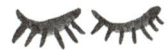 

Gut geschlafen ...

... Dr. Hans Günter Weeß?

Der Schlafforscher fordert eine neue Schlafkultur und weiß, warum Männer häufiger schnarchen als Frauen.

Interview

Na, haben Sie gut geschlafen?
Heute Nacht habe ich sehr gut geschlafen. Morgens konnte ich länger liegen bleiben, und nun bin ich munter. Es war also eine gute Nacht.

Was macht eigentlich eine gute Nacht zu einer guten Nacht?
Das Wichtigste ist, dass man sich fit und psychisch ausgeglichen fühlt, wenn man morgens das Bett verlässt. Das bedeutet, dass man eine gute Nacht haben kann unabhängig davon, wie viel man geschlafen hat, wie lange es gedauert hat, bis man eingeschlafen ist, oder wie häufig man wach war.

Warum ist es so wichtig, Schlaf zu erforschen?
Die Medizin hat dieses Thema über Jahrhunderte verschlafen. Lange galt Schlaf als inaktiver Zustand, und man kam gar nicht auf die Idee, den Sinn des Schlafes zu erforschen. Dabei kann dieser Zustand gar nicht sinnlos sein, sonst hätte die Natur ihn schon längst abgeschafft. Unser Schlaf hat wichtige

Funktionen, beispielsweise für die Gedächtnisbildung und unser psychisches Wohlbefinden, außerdem stärkt er das Immunsystem. Deshalb muss man ihn erforschen – und es gibt sicher noch viel zu entdecken.

Gibt es ein konkretes Forschungsthema zum Schlaf, das zunehmend wichtig wird?
Am wichtigsten ist derzeit die Entwicklung neuer Behandlungsansätze für die große Gruppe von Menschen mit Ein- und Durchschlafstörungen in unserer Gesellschaft. Fünf Millionen Menschen leiden an behandlungsbedürftigen Schlafstörungen, und bis zu zwei Millionen können nur mit Schlafmitteln schlafen. In Zukunft werden auch REM-Schlaf-Verhaltensstörungen ein großes Thema sein. Denn diese sind ein Frühwarnzeichen für neurogenerative Erkrankungen. Zu solchen Erkrankungen, die das Nervensystem betreffen, zählen auch Alzheimer und Parkinson. Da unsere Gesellschaft immer älter wird, bekommen Erkenntnisse über neurogenerative Erkrankungen eine immer größere Bedeutung.

Warum hat sich unsere Schlafkultur verändert?
Während der Industrialisierung wurde es zum Beispiel möglich, Maschinen rund um die Uhr arbeiten zu lassen. Einzige Schwachstelle im Produktionsprozess: der Mensch. Denn der braucht Pausen und Schlaf. Und bis heute sieht man diese Auszeiten als Manko.

Brauchen wir also eine neue Schlafkultur?
Sicherlich, denn Schlaf ist elementar. Wir leben derzeit in einer preußischen Kultur mit preußischen Tugenden. Nur wer früh aufsteht, gilt als fleißig und tüchtig. Das heißt auch: Wer wenig schläft, der gilt als erfolgreich, dynamisch, vorbildlich. Das sollten wir überdenken.

Also ist es Quatsch, sich damit zu brüsten, wie wenig Schlaf man braucht?
Schlaf ist ein höchst karrierefördernder Zustand. Er macht wach, leistungsfähig und kreativ. Jeder sollte für ausreichend Schlaf sorgen. Ich bezweifle zum Beispiel stark, dass Politiker in langen Nachtsitzungen immer vernünftig handeln. Denn unter Schlafmangel verändern sich unsere moralischen Grundsätze. Nicht derjenige überzeugt, der die besten Argumente hat, sondern derjenige, der noch wacher ist. Sicher kein erstrebenswerter Umstand.

Warum ist man eigentlich nicht stolz darauf, wenn man lang geschlafen hat?
Die Mehrheit der Menschen wird von den wenigen Lerchen dominiert, die die moralische Fahne »Morgenstund hat Gold im Mund« hochhalten. Deshalb traut sich niemand, stolz darauf zu sein, wenn er eine Eule ist. Wenn wir aber wieder lernen, welch sinnvolle Einrichtung der Natur unser Schlaf ist, dann können wir auch wieder stolz darauf sein und ihn nutzen, und bleiben nicht ewig eine chronisch unausgeschlafene Gesellschaft. Einfach erklärt: Jeden Morgen reißt uns der Wecker vorzeitig aus unserem »Schlafprogramm«. Würden Sie das Programm Ihrer Spülmaschine auch vorzeitig beenden? Sicher nicht, denn das Geschirr wäre noch schmutzig.

Welche Folgen hat der Schlafmangel für unsere Gesellschaft?
Es sterben auf deutschen Straßen mehr Menschen infolge von Einschlafen am Steuer als infolge von Alkohol. Das ist zwar nur ein Beispiel, zeigt aber, wie wichtig es ist, ein Bewusstsein für ausreichenden und gesunden Schlaf zu schaffen. Darüber hinaus führt Schlafmangel zu Stoffwechsel- und Herz-Kreislauf-Erkrankungen und begünstigt psychische Störungen.

Schlafstörungen sind inzwischen auf dem Niveau einer Volkskrankheit. Wie konnte es so weit kommen?

Wir wertschätzen den Schlaf nicht und nehmen auch Schlafstörungen nicht ernst. Nennen sie gar Bagatellerkrankungen. Und genau als solche werden sie auch behandelt. Und darin sehe ich ein Problem. Das Wissen über die Behandlung von Schlafstörungen ist noch jung und nicht weit verbreitet. Deshalb verordnen viele Ärzte vorschnell Schlafmittel. Das ist aber keine ursächliche Therapie. Und wenn die Ursache nicht behandelt wird, häufen sich Schlafstörungen. Deshalb muss sich die Haltung der Entscheider im Gesundheitswesen verändern – sonst wird die Zahl der Schlafgestörten weiterwachsen.

Warum wiegen Probleme nachts eigentlich schwerer als tagsüber?

Abends im Bett erscheinen uns Sorgen größer, weil wir uns nicht – wie untertags – durch Aktivitäten ablenken können. Außerdem ist unser Gehirnstoffwechsel nachts anders als am Tag. Wir haben relativ wenig Serotonin im Körper, einen Glücksbotenstoff. Deshalb betrachten wir unsere Probleme eher aus einer depressiven oder pessimistischen Perspektive heraus. Zu meinen Patienten sage ich deshalb immer: Nehmen Sie sich selbst nachts nicht zu ernst.

Ist »einfach mal drüber schlafen« also gar nicht sinnvoll?

Doch, aber dann sprechen wir über eine andere Funktion des Schlafes – nämlich über die gedächtnisbildende Wirkung. Im REM-Schlaf werden die sinnvollen Erlebnisse des Vortages abgespeichert. Morgens wachen wir auf und haben einen klareren Blick auf das, was relevant ist. Diese Mülleimerfunktion des Schlafes für Irrelevantes hilft dabei, ausgeschlafen leichter die richtige Lösung für ein Problem zu finden.

Es gibt mittlerweile sogar Apps, die unser Schlafverhalten analysieren und dadurch angeblich für einen erholsamen Schlaf sorgen. Etwa, indem sie die richtige Phase zum Aufwachen bestimmen. Kann dieses sogenannte »Schlaf-Tracking« durch Apps wirklich helfen, dass wir besser schlafen?

Diese Technik, die sich da gerade entwickelt, ist bahnbrechend und wird unser Gesundheitssystem revolutionieren. Allerdings halte ich von den Apps, die es aktuell auf dem Markt gibt, sehr wenig. In unseren Schlaflaboren untersuchen wir mit ausgefeilter Technik unter anderem Hirnströme, Augenbewegung, Muskelspannung, Herztätigkeit und Sauerstoffversorgung, um den Schlaf und seine Störungen zu beschreiben. Und trotzdem sind unsere Geräte nicht in der Lage, den Schlaf automatisch auszuwerten. Deshalb ist es schwer zu glauben, dass die Jungs aus dem Silicon Valley auf Basis weniger Parameter mal eben etwas Vergleichbares programmieren können.

Dennoch erfreuen sich solche Apps wachsender Beliebtheit.
Ja, und dieser Trend wird auch noch weitergehen. Wir werden immer technikgläubiger und dabei verlernen wir, auf uns selbst zu hören. Aber die meisten Schlaf-Apps sind nicht wissenschaftlich abgesichert und können Fehler machen. Das birgt Gefahren: Wenn uns eine App suggeriert, dass wir schlecht geschlafen haben, dann laufen wir mit einem mulmigen Gefühl herum, obwohl das vielleicht völlig unbegründet ist. Andererseits können die Apps bei tatsächlichen Schlafstörungen fälschlicherweise einen guten Schlaf darstellen und damit eine notwendige Behandlung verhindern.

Was unterscheidet Schlafgesunde von Schlafgestörten?
Diese beiden Gruppen haben im Vergleich insgesamt nicht mehr oder weniger Probleme. Das mal ganz grundsätzlich. Der Unterschied liegt darin, dass die einen ihre Probleme mit

ins Bett nehmen und die anderen eben nicht. Schlafgesunde Menschen sind die besseren Verdränger – und das ist gut so. Ohne Verdrängung wären wir psychisch überlastet und könnten uns zum Beispiel die *Tagesschau* nicht bis zum Ende ansehen. Wer schnell abschalten kann und sich von seinem Alltag distanziert, der schläft besser. Das sind übrigens häufiger Männer.

Warum schnarcht man eigentlich nachts?

Etwa ein Drittel der Bevölkerung schnarcht. Wenn wir einatmen, entsteht ein Sog in unseren Atemwegen, die man sich wie ein Rohr vorstellen kann. Ist dieses Rohr nicht stabil, fangen die Wände an zu flattern. Das Flattern ist die Ursache für das Schnarchen. Dieses Phänomen tritt verstärkt in der zweiten Lebenshälfte auf, weil dann die Stützmuskulatur der oberen Atemwege zunehmend an Spannkraft verliert. Bei manchen Menschen flattern die Gefäßwände aber nicht nur, sondern sie fallen regelrecht zusammen. Dann gibt es keinen Luftfluss mehr, und es entsteht die Apnoe. Wenn diese Atemstillstände auftreten, spricht man auch vom krankhaften Schnarchen.

Gibt es bei Frauen und Männern Unterschiede?

Ja, Männer schnarchen viel häufiger. Allerdings nur, bis die Frauen in die Wechseljahre kommen – dann holen sie auf. Während der Menopause fallen die weiblichen Sexualhormone weg, die eine stützende Funktion für das Gewebe haben. Und wenn die Spannkraft des Gewebes nachlässt, dann auch in den oberen Atemwegen. Ein weiterer Faktor, der das Schnarchen begünstigt, ist Übergewicht. Es ist sogar der Risikofaktor schlechthin. Frauen und Männer nehmen jedoch unterschiedlich zu: Die Frau meist an den Hüften und an den Oberschenkeln, der Mann eher am Bauch und am Hals. Diese Fetteinlagerungen am Hals sorgen beim Mann dafür, dass die Atemwege enger werden. Deshalb neigt der übergewichtige Mann stärker zum Schnarchen als die übergewichtige Frau.

Was kann man gegen das Schnarchen tun?
Wenn ich eine Lösung kennen würde, dann läge ich wohl jetzt auf Hawaii und müsste nicht mehr arbeiten. Aber leider gibt es kein Wundermittel. Die besten Tipps sind: kein Übergewicht – also abnehmen. Und auf Alkohol verzichten, denn dieser entspannt nicht nur die Psyche, sondern auch die Muskulatur. Aber auch Kleinkinder schnarchen recht häufig. In diesem Fall müssen eventuell die Mandeln herausgenommen werden. Wichtig ist immer, dass man zuerst die Ursache für das Schnarchen ermittelt, bevor man nach Lösungen sucht.

Warum weckt das Schnarchen eigentlich immer nur die anderen?
Wahrscheinlich weil das eigene Gehirn das Schnarchgeräusch adaptiert. Man hört es selbst nicht, weil man es ausblendet. Andere Menschen, die das Schnarchen als ein exogenes Geräusch wahrnehmen, wachen auf. Da hilft dann meist nichts mehr – außer getrennte Schlafzimmer.

Für viele eine schreckliche Vorstellung.
Ja, denn ein gemeinsames Schlafzimmer gibt wechselseitig Sicherheit und Geborgenheit. Und dieses Gefühl geht immer auch mit Entspannung einher – dem Schlüssel zum Schlaf. Wenn man es gewohnt ist, neben dem Partner zu schlummern, und dann auf einmal alleine im Bett liegt, schläft man schlechter. Deshalb fällt es vielen Menschen sehr schwer, wenn sie sich nachts trennen müssen, weil einer schnarcht.

Wenn man sich partout nicht trennen will: Hilft einmal kräftig rüberboxen, vielleicht?

Manchmal ist das Schnarchen tatsächlich lageabhängig. Dann kann ein Stupser mit dem Ellenbogen helfen, wenn sich der Betreffende dadurch umdreht. Aber bitte ein sanfter!

Vielen Dank für das Gespräch und gute Nacht.

Die Superkräfte des Schlafes

Lösen wir uns nun langsam wieder voneinander und den hin- und hergerissenen Nächten zu zweit und widmen wir uns voll und ganz unserem Superhelden, unserem Star der Nacht. Denn das ist unser Schlaf wirklich. Und wie es sich für einen wahren Helden gehört, gibt es auch einen Tag zu seinen Ehren: Im deutschsprachigen Raum ist am 21. Juni der »Tag des Schlafes«, an dem Schnarchnasen und Schlafmützen wahlweise eine feierliche Flasche Sekt ploppen lassen oder mit einem beruhigenden Kräutertee auf eine gute Nacht anstoßen können.

Allerdings muss den Termin für diesen Freudentag wirklich ein Scherzkeks gewählt haben. Denn am selben Tag feiern wir auch Sommersonnenwende. Es ist also genau der Tag im Jahr, an dem es am längsten hell ist, die Sonne auch noch spätabends leuchtend am Himmel steht und uns beim Grillen im Garten zusieht. Der Tag des Schlafes wird also ausgerechnet dann gefeiert, wenn wir die kürzeste Nacht des Jahres vor uns haben. Ist das nicht total Banane? Grundsätzlich ja, aber es ist natürlich kein Zufall, dass das Datum so gelegt wurde. Sondern dieser Termin hat Symbolkraft und ist ein kleiner, stummer Appell an uns alle, die wir unseren Schlaf mit Füßen treten.

Wenn wir über den Schlaf reden, dann meist nur über dessen Mangel. Er ist nur dann ein Thema, wenn man Schwierigkeiten damit hat oder er fehlt. Deshalb ist es im Grunde auch nur logisch und konsequent, wenn wir dem Schlaf an dem Tag vermehrt Aufmerksamkeit schenken, an dem er richtig zu kurz kommt. An dem die Nacht den Bach runtergeht und wir die lauen Abende lieber mit einem kühlen Aperol Spritz begießen, statt uns schlafen zu legen – was natürlich auch himmlisch sein kann.

Dabei ist es eigentlich so schade, dass nie oder viel zu selten auch über die Schönheit und die beeindruckenden Heldentaten des Schlafes gesprochen wird. Jede Nacht hält er sie für uns ungefragt parat. Wir müssen nur zugreifen und es uns in Morpheus' Armen gemütlich machen. Eigentlich sollte jeden Tag »Tag des Schlafes« sein – aber weil das nicht geht, wertschätzen wir ihn eben auf eine andere Art, und zwar, indem wir seine Vorzüge und beeindruckenden Funktionen nun einmal ganz genau unter die Lupe nehmen – und das nächste Mal, wenn wir einen Aperol Spritz in der Hand halten, auf das Wohl unseres Schlafes anstoßen. Oder mit einem Kräutertee. Wie es gerade beliebt.

Lernen im Schlaf

Unser Superheld hält immer wieder eine Überraschung für uns bereit. Und die nächste steht schon in den Startlöchern: Es ist das Lernen. Was sich im ersten Moment anhört wie der feuchte Traum eines jeden Schülers und Studenten, ist tatsächlich möglich. Denn Schlaf hat eine gedächtnisbildende Wirkung. Das heißt, er sorgt dafür, dass sich der Lernstoff über Nacht festigt und wir ihn auch wirklich im Kopf behalten.

Natürlich reicht es nicht, sich nur das Vokabelheft unters Kissen zu legen und zu hoffen, dass der Rest von selbst geschieht. Wer so versucht zu lernen, wird beim nächsten Test ziemlich belämmert dreinschauen. Wir müssen den ersten Schritt schon selbst machen und pauken. Erst im zweiten Schritt entfalten sich nämlich die magischen Nachhilfelehrer-Qualitäten unseres Superhelden.

Lernen ist, vereinfacht beschrieben, eine Reaktion unseres

204

Gehirns auf eine neue Information. Unser Oberstübchen besteht aus Milliarden von Nervenzellen, die Neuronen genannt werden. Und diese Nervenzellen können sich untereinander verbinden. Um eine Information auf Dauer im Gedächtnis zu behalten, müssen entweder ganz neue Verbindungen zwischen Nervenzellen entstehen, oder eine bereits bestehende Verbindung muss sich verstärken. So entsteht nach und nach ein Netzwerk, das alle Informationen und Erfahrungen beherbergt, die wir jemals gemacht haben. All unser Wissen ist in diesem Netz verankert, und das Resultat daraus ist, dass wir verschiedene Sprachen sprechen, das Einmaleins kennen, ein Instrument spielen, immer wieder den Weg nach Hause finden und wissen, wie es sich anfühlt, wenn man sich den großen Zeh an der Türschwelle stößt.

Man kann sich unser Gehirn wie ein gigantisches Verkehrsnetz einer emsigen Mega-City vorstellen, in der es unzählige große, breite Hauptstraßen ebenso wie kleinere Wege und Gassen gibt. Und dieses Straßennetz ist pausenlos im Umbau, es gibt zu keiner Sekunde Stillstand: Neue Wege werden angelegt, bestehende Straßen werden verbreitert oder verschmälert, oder, wenn die Stadtbewohner einen Weg nicht mehr benutzen, weil an anderer Stelle ein schickes Café aufgemacht hat, dann wird er auch wieder abgerissen und so unbefahrbar gemacht. Je mehr Verbindungen und Schleichwege es gibt, umso besser funktioniert das Verkehrsnetz. Umso mehr Radler kurven pfeilschnell um die Ecken, und verwirrte Touristen fragen nach dem Weg: zum Stammhirn? Immer der Nase nach! Bis zu tausend Milliarden Nervenzellen sind über tausend mal tausend Milliarden Verbindungen miteinander verknüpft, was das menschliche Gehirn – davon sind viele Forscher überzeugt – zum komplexesten Objekt im Universum macht. Dagegen stehen manche Computer wie ein Rechenschieber aus Omas Grundschulzeit da.

Wenn wir lernen und uns unbekannte Informationen erhalten oder eine neue Erfahrung machen, dann entsteht in unserem ganz persönlichen Straßennetz ein neuer Trampelpfad, der mit der Zeit zur breiten Schnellstraße werden kann. Das geschieht nicht nur beim sturen Pauken von Vokabeln. Bei jeder Begegnung, jeder Trainingseinheit, jedem Erlebnis werden die Eindrücke verarbeitet und mit den Fakten und Fähigkeiten verknüpft, die wir bereits besitzen.

Ebnen wir einen solchen Pfad doch mal gleich hier und jetzt: Schon gewusst? Koalas schlafen bis zu zweiundzwanzig Stunden pro Tag. Zweiundzwanzig! Sehr wahrscheinlich, dass das für uns eine neue Information ist. Und schwupps! Soeben ist ein kleiner, kaum sichtbarer Pfad in unserem ganz persönlichen Verkehrsnetz für diesen kleinen Funfact angelegt worden, den es davor nicht gab. Aber wir wollen natürlich, dass aus dem Pfad ein Weg wird, deshalb wiederholen wir: Koalabären schlafen bis zu zweiundzwanzig Stunden pro Tag. Und noch mal: Koalabären schlafen bis zu zweiundzwanzig Stunden pro Tag. Bitte merken, es wird später noch mal abgefragt.

Je häufiger wir einen Lerninhalt wiederholen, desto breiter und stabiler wird auch unsere Verbindung in unserem Netzwerk. Die schmale Schotterpiste entwickelt sich sozusagen sukzessive zu einer mehrspurigen Autobahn. Aber nicht nur Wiederholen pflastert die Wissensstraße: Je mehr Eingangskanäle wir beim Lernen nutzen, desto wahrscheinlich ist es, dass wir eine Information auch wirklich behalten. Diese Kanäle können zum Beispiel weitere Sinne oder Emotionen sein. Deshalb ist es oft sinnvoll, dass Schüler, wenn sie beispielsweise Vokabeln lernen müssen, diese nicht einfach nur vom weißen Papier ablesen, um sich alles einzuprägen. Besser wäre es, wenn sie die Wörter selbst abschreiben, vielleicht auch noch auf Tonband sprechen und sie sich immer wieder anhören. So erfassen sie die Information, dass »Sommeil« das französische Wort für »Schlaf« ist, gleich mit mehreren Sinnen – und damit bleibt das Gelernte viel wahrscheinlicher hängen. Wichtig, wenn man auch beim nächsten Schüleraustausch in Paris eine gute Figur machen möchte. Hat man sich dieses Vokabelpärchen gemerkt, stellt sich im Idealfall ein positives Gefühl bei den Kindern ein, weil das mühselige Pauken nun endlich geklappt hat und Früchte trägt. Und diese Freude, eine starke Emotion, hilft und verstärkt zusätzlich, dass man sich den neuen Lerninhalt auch wirklich merkt.

Dass Emotionen ein fabelhafter Lehrmeister sind, können wir alle bei uns selbst beobachten. Die meisten von uns können sich wohl noch genau an ihren ersten Kuss erinnern: War es ein Sommertag oder schüttete es aus Kübeln? Passierte es auf der Parkbank oder im dunklen Kinosaal? Hatten wir das grüne T-Shirt oder den blauen Pullover an? All das wissen wir noch, oftmals auch Jahrzehnte danach. Können uns vielleicht gar an den Geruch erinnern, der in der Luft lag, oder fühlen bis heute, wie schon beim Gedanken daran unsere Hände wieder schwitzig werden vor lauter Aufregung. Wir können uns an all diese Details so genau erinnern, da wir vor dem feuchten Schmatzer von Emotionen überflutet wurden. Freude, Angst, Glück und Zweifel vermischten sich – bis sich endlich die zittrigen Lippen trafen. Dann war eh alles egal. Blöd nur, dass wir uns genauso gut daran erinnern, wenn der erste Kuss völlig in die Hose gegangen ist und wir uns statt purer Romantik, der Wolke 7 und dem erwarteten Engelschor nur einen feuchten Schlabberer abgeholt haben.

Situationen oder Informationen, die für uns von Bedeutung sind, lösen also starke Emotionen – gute wie schlechte – in uns aus. Und diese Gefühle sind für unser Gehirn ein Gradmesser für Wichtigkeit und geben uns so auch gleichzeitig einen Hinweis darauf, was wir uns merken sollten und was eher nicht. Die Intensität einer Erinnerung wird also auch durch die Stärke der Emotionalität beeinflusst – egal ob Kuss oder Kummer. Deshalb können selbst Kindergartenkinder zum Teil schon jedes einzelne Fußballergebnis ihres Lieblingsvereins auswendig aufsagen, noch bevor sie sich selbst die Schuhe zubinden können. Denn jedes Spiel der favorisierten Mannschaft bringt eine geballte Ladung Emotionen mit sich. Aufregung, Freude, Trauer und Wut, das prägt sich ein wie Stollenschuhe im matschigen Spielfeldrasen oder die Wade des Gegenspielers.

Nun wissen wir, dass unser Oberstübchen durch Wahrnehmung mit verschiedenen Sinnen, Wiederholung und Emotionalität selektiert, was wichtig und merkenswert ist und was es wieder vergessen kann. Lassen wir nun also die Magie der Nacht walten. Denn während wir schlummern, findet ein wichtiger Schritt des Lernens statt: Wir wandeln aufgenommene Infos in tatsächlich verstandenes Wissen um. Es werden neue Verbindungen in unserem Verkehrsnetz geschaffen, die gepaukten Lerninhalte wandern ins Langzeitgedächtnis.

Nachts steht das Großreinemachen an, unser Gehirn sortiert kräftig aus. Wir schlafen nämlich nicht nur, um uns Neues zu merken, sondern auch, um zu vergessen. Das aufgenommene Wissen wird anhand der Gradmesser für Wichtigkeit bewertet, und bleiben darf nur, was von Bedeutung für uns war. Keine Ahnung mehr, welches Outfit man letzten Dienstag getragen hat, aber das längst eingemottete Abiballkleid hat man noch bis ins letzte Detail vor Augen.

Es ist gut, dass unser Gehirn die unnötigen Infos sofort wieder von der Festplatte löscht. Sonst entstünde ein chaotischer und unübersichtlicher Haufen Datenmüll, der uns verwirren und den Alltag schwerer machen würde. Könnten wir uns an jedes einzelne Detail unseres Lebens erinnern, dann wüssten wir nicht mehr, was wirklich wichtig war. Ist ja auch völlig wumpe, von welchem Gate wir genau das letzte Mal in den Urlaub geflogen sind, solange wir uns noch an den ersten kühlen Drink am Meer erinnern, das Schnorcheln am Korallenriff und den langen Spaziergang am Strand. Wie hieß der Strand noch gleich?

Das Löschen hat für uns noch einen weiteren Vorteil: Da unser Oberstübchen während der Nacht ordentlich ausmistet und das wirklich Wichtige vom Überflüssigen getrennt wird, erkennen wir auch besser die Lösung für ein Problem. Aus genau diesem Grund ist es auch so sinnvoll, dass wir im wahrsten Sinne des Wortes eine Nacht über eine wichtige Entscheidung schlafen. Denn durch diesen kleinen Kniff finden wir schneller eine Antwort auf wichtige Fragen. Und das ist keine müde Ausrede, keine Frage der Verhandlung oder des Hinhaltens, sondern schlicht eine Tatsache. Dieser Meinung sind auch die Wissenschaftler Maarten Bos und Amy Cuddy, die für das Management-Magazin *Harvard Business Review* schreiben.

Bei einem kleinen Experiment aus dem Jahr 2011 forderten die beiden ihre Probanden auf, die richtige Wahl bei einem fiktiven Autokauf zu treffen. Zwei unterschiedliche Wagen wurden vorgestellt, und zu beiden gab es eine ganze Litanei an Fakten und Informationen. Bei einem Auto wurden dabei eine Menge Attribute genannt, die zwar alle toll klangen, aber eigentlich keine Relevanz für die richtige Wahl hatten.

Bei dem anderen Modell gab es etwas weniger positive Infos, dafür waren diese handfest und essenziell. Nachdem sich die Teilnehmer sämtliche Vorzüge angehört hatten, entschied sich ein Teil sofort, welches Auto er nehmen würde, und der andere widmete sich zunächst anderen Aufgaben und Beschäftigungen. Im besten Fall schlief man einfach eine Nacht darüber. Die Teilnehmer, die sich an Ort und Stelle entscheiden mussten, wählten mehrheitlich das Auto mit den vielen positiven, aber vollkommen unnützen Attributen. Die anderen Teilnehmer, die die Zeit hatten, um Wichtiges von Unwichtigem zu trennen, entschieden sich hingegen für den qualitativ hochwertigeren Wagen, der zwar weniger spektakulär klang, aber die wirklich relevanten Kriterien erfüllte.

Diese Mini-Studie zeigt uns, wie wichtig unsere nächtliche Gehirnwäsche ist, die uns Überflüssiges vergessen lässt. So erkennen wir besser, was wirklich zählt, und sehen die Lösung viel klarer vor uns. Lernen im Schlaf ist keine märchenhafte Wunschvorstellung, sondern funktioniert tatsächlich. Wer also ein helles Köpfchen werden will, der macht jetzt gleich mal das Licht aus und legt sich aufs Ohr. So macht Lernen doch am meisten Spaß. Aber davor noch ein kleiner Test:.Na, bis zu wie vielen Stunden schläft ein Koalabär pro Tag?

Gesund und stark werden

»Vom Salat schrumpft der Bizeps!« Diese skandalöse, aber auch eingängige Botschaft verkündete der Rapper Kollegah gemeinsam mit seinem Hip-Hop-Kumpanen Majoe in einem ihrer, nun ja, Hits. Und in genau diesem Lied stellen die beiden auch ziemlich unmissverständlich fest, dass man es doch bitte tunlichst vermeiden sollte, obenrum abzuspecken. Schließlich will man ja »keine Arme wie T-Rex«, sondern lieber einen Muskelumfang größer als ein Einfamilienhaus. Ja, auch Rapper haben Träume.

Ihre Lösung, um ordentlich in Form zu kommen: Niemals

Salat, aber dafür alles andere futtern. Zum Beispiel Torte, Lammragout oder Pfannkuchen. Am besten wäre jedoch ein saftiges Rumpsteak, kombiniert mit einem ausgefeilten Trainingsplan. Denn auch der gehört zur von ihnen und anderen echten Pumpern sogenannten »Massephase«, die für pralle Muckis sorgen soll. Und siehe da, ihr Plan scheint aufzugehen. Kollegah und Majoe haben beide wirklich muskulöse Oberkörper und sind stattlich gebaut, das muss man ihnen neidlos zugestehen.

Was die zwei Sprechsänger in ihrem Lied aber nicht erwähnen, ist, dass auch guter Schlaf seinen Anteil zum Muskelaufbau leistet. Schade eigentlich. Es hätte bestimmt ein paar flotte Strophen ergeben, wenn auch die Ruhephasen in ihren ausgefeilten Plan aus Schlemmen und Hantelpumpen integriert worden wären. So was wie »Hey Digga, Schlaf ist super krass. Ich schlaf so gerne, weil es macht die Muskeln straff. Wenn ich schlafe, macht mein Körper Bizeps. Morgens steh ich auf und stemm 'nen T-Rex«. Oder so ähnlich.

Wann immer wir trainieren, egal ob wir Gewichte stemmen oder einen Dauerlauf absolvieren, werden unsere Muskelfasern strapaziert. Das bleibt nicht folgenlos, es entstehen minimale Verletzungen in unserem Muskelgewebe. Ganz normal und gehört dazu, wenn wir unbekannte Bewegungen ausführen oder unsere Muskeln ungewohnt stark beanspruchen.

Viele Wissenschaftler sind der Meinung, dass diese winzigen Risse die Ursache dafür sind, dass wir am nächsten Tag einen Muskelkater bekommen. Und auch wenn der himmelschreiend schmerzhaft sein kann: Er geht vorbei und hat in der Regel keine negativen Konsequenzen. Das ist eben das Gute an Katern. So schlimm sie auch sind, irgendwann hat man wieder seine Ruhe davon.

Aber nicht nur das: Die winzigen Risse in unserem Muskelgewebe verursachen nämlich nicht nur ein Zwicken und Zwacken am nächsten Tag, sondern sie setzen auch einen Prozess in Gang, den es braucht, um Muskeln überhaupt aufzubauen. Denn die Mini-Verletzungen werden an unser Gehirn gemeldet, das dann gleich Bescheid weiß: Aha, da muss ich ran, einen Wiederaufbautrupp zusammenstellen und alles wieder heile machen. Aber unser Gehirn ist sogar noch cleverer und sorgt gleich fürs nächste Mal vor. Die Risse signalisieren ihm nämlich auch, dass die bereits vorhandene Muskelmasse offensichtlich nicht ausreiche für die Belastung, der sie ausgesetzt war. Sie müssen dicker werden, um den Strapazen standzuhalten, die ihnen abverlangt werden.

Um die Muckis zu reparieren und aufzubauen, braucht es Wachstumshormone, und die werden besonders in der Tiefschlafphase vermehrt ausgeschüttet. Die Muskeln wachsen also nachts und nicht, wie man vielleicht denken könnte, während des Trainings. Deshalb ist es wichtig, dass Sportler ausreichend schlafen. Im Idealfall die empfohlenen acht Stunden, natürlich immer plus/minus der individuellen Schlafbedürfnisse. Ohne Regeneration bleiben Arme Ärmchen, Beine Beinchen und der Bauch ein Bäuchlein. Und der Rapper Kollegah wäre einfach nur der nette, schmächtige Junge von nebenan, bei dem man sich Salz für sein Salatdressing borgen kann.

Spitzensportler, wie beispielsweise die Fußballspieler von Arsenal London und Manchester United, haben sogar einen eigenen Schlafcoach, der dafür sorgt, dass die Spieler nach den Strapazen der Trainings und Matches wieder zur Ruhe kommen. Nick Littlehales heißt der gute Mann, der unter anderem dem berühmten Fußballspieler Gareth Bale erklärt, wie er zu pennen hat. Und seine Tipps sind so einfach wie genial: Auf seine innere Uhr achten und dann schlafen gehen, wenn man wirklich müde ist. Abends kaltes, künstliches

Licht vermeiden und sich in den letzten drei Stunden vor dem Einschlafen nicht mehr den Bauch vollschlagen. Das kommt uns doch alles irgendwie bekannt vor, oder?

Der Schlafcoach wurde zunächst belächelt, die Presse schrieb spöttisch, dass Manchester United jetzt schon einen Babysitter braucht, der die abgekämpften Fußballracker abends ins Bettchen bringt. Aber für solche Kommentare hatte Littlehales wohl nicht mehr als ein müdes Lächeln übrig. Oder in seinem Fall ein ziemlich ausgeschlafenes. Denn sein Konzept geht auf: Seit siebzehn Jahren berät er nun schon Spitzenfußballvereine aus England. Für ihn ist klar, dass nur der ein erfolgreicher Sportler werden kann, der auf seine Erholung achtet und sich ausreichend Schlaf gönnt. In einem Interview mit *Der Spiegel* berichtet er, dass der Schweizer Tennisspieler Roger Federer bei Wimbledon sogar gerne gleich zwei Häuser anmietet, um seine Nachtruhe nicht zu gefährden. In einem schlafen Frau und Kinder, im anderen Federer selbst. Denn Trubel, der den Schlaf stört, kann er vor diesen wichtigen Spielen nicht gebrauchen. Kein schlechter Plan, denn der Profi mischt quasi jedes Jahr beim altehrwürdigen Tennisturnier mit.

Auch der mehrfache Weltfußballer Cristiano Ronaldo ist ein absoluter Pedant, wenn es ins Bett geht, weiß Schlafcoach Littlehales. Er plant den Schlummer bis ins letzte Detail. Nichts wird dem Zufall überlassen: Die Uhrzeit muss stimmen, das Bett, die Umgebung. Er ist nicht nur einer der internationalen Sport-Topstars, sondern auch eine akribische Profi-Schlafmütze. Kann das denn alles Zufall sein? Vielleicht ist es auch der Grund seines Erfolgs, dass er so pedantisch auf Ruhepausen achtet.

Klar, wir sind vielleicht kein Ronaldo, aber die wenigsten von uns schwitzen wohl aus Spaß an der Freude in den Fitnessstudios, Turnhallen und auf den Sportplätzen dieser Welt. Die meisten würde am Ende des Tages wohl doch gerne Ergebnisse sehen. Und deshalb gilt: Nach dem Training sollst du ruhn und keine tausend Schritte tun! Sondern lieber volles Brett auspennen. Vielleicht schrumpft vom Salat der Bizeps, aber, Freunde der Nacht, im Schlaf, da wächst er wieder.

Der Schlaf fördert aber nicht nur den Muskelaufbau. Auch das Abwehrsystem des Menschen steht im unmittelbaren Zusammenhang mit der Qualität unseres Schlummers. Wenn wir krank werden, uns vielleicht eine Erkältung eingefangen haben, dann sind wir sehr schläfrig und schlapp. Eine natürliche Reaktion des Körpers, der bei Infektionen Botenstoffe freisetzt, die müde machen. Wir werden quasi gezwungen, Ruhe zu geben, um uns zu erholen. Im Schlaf, besonders im Tiefschlaf, werden Hormone ausgeschüttet, die unser Abwehrsystem auf Touren bringen. Es werden fleißig Antikörper gebildet, die furchtlos und kraftvoll gegen die Erkältung ankämpfen und Viren und Bakterien den Garaus machen.

Dass unser Körper besonders im Schlaf auf ungebetene Eindringlinge reagiert, wurde beispielsweise von Forschern der Universität zu Lübeck bestätigt. Für ihr Experiment impften sie eine Gruppe junger Männer gegen Hepatitis A. Nach dem Pieks durfte ein Teil der Testpersonen in der darauffolgenden Nacht schlummern, der andere musste wach bleiben. Im Anschluss wurde das Blut der Probanden untersucht, um festzustellen, ob und wie viele Antikörper die Männer gebildet hatten. Und dabei schnitten die Personen, die schlafen durften, deutlich besser ab als jene, die wach geblieben waren.

Schlaf ist also absolut essenziell für unser Immunsystem. Wir können uns regelrecht gesund schlafen und werden nach einer Ruhepause schon bald wieder herumspringen wie ein junges Reh.

Kurzum: Der Schlaf hilft tatkräftig dabei, dass wir uns gesund und fit halten. Und auch das sollten wir uns regelmäßig vor Augen führen, wenn wir mal wieder glauben, wir könnten auf den Schlaf verzichten, weil er uns nur im Wege steht. Ronaldo und Federer zeigen uns, wie es besser geht – und Schlafcoach Littlehales kann wohl ein ganzes Schlaflied davon singen, wie wichtig die wirklich schönste Nebensache der Welt ist.

Himmlischer Schönheitsschlaf

Wer wenig schläft, der tut sich keinen Gefallen. Das dürfte nun jeder kapiert haben, der bis zu diesem Kapitel gekommen ist. Man schadet aber nicht nur der Gesundheit, auch das Aussehen leidet.

Schlägt man sich die Nächte um die Ohren, statt an der Matratze zu horchen, darf man sich nicht wundern, wenn am nächsten Tag die Komplimente ausbleiben. Denn ein übermüdetes, zerknautschtes Gesicht, blasse Haut und Augenringe vermitteln dem Gegenüber nichts Gutes und sind deutliche Anzeichen dafür, dass etwas nicht stimmt, dass Kraft und Energie fehlen. Und dann schellen die Alarmglocken, denn es ist tief in uns verwurzelt, dass wir uns vor Ansteckungen schützen wollen. Deshalb bewerten wir, ganz unbewusst, ein müdes Gesicht als unattraktiver. Das fand eine Gruppe Forscher der Fakultät für Neurowissenschaften in Stockholm heraus. Ihre These: Kranke Menschen sind in der Regel abgeschlagen, und das zeigt sich auch in ihrem Gesicht. Manche Personen reagieren ganz sensibel auf solche Spuren der Erschöpfung – und ergreifen lieber die Flucht.

Um ihrer Annahme nachzugehen, lud die Forschergruppe um Tina Sundelin fünfundzwanzig Personen zum Fotoshooting: Porträts schießen im Auftrag der Wissenschaft. Einmal ging es ausgeschlafen vor die Kamera und einmal müde. Die Probanden hatten in den Nächten vor dem ausgeruhten Fototermin acht Stunden lang geschlafen. Bei dem anderen Shooting hingegen waren es nur vier – und das über mehrere Tage. Wichtig, da das Team erforschen wollte, wie sich ein langwieriger, konstanter Schlafmangel auf die Attraktivität auswirkt.

Dass man nach einer einmalig durchgemachten Nacht nicht mehr so fresh aussieht, das ist so und so jedem klar. Um das zu bestätigen, braucht es keine aufwendige Studie. Da würde es reichen, sich einfach mal morgens vor eine hippe Großstadtdisko zu stellen und in die Gesichter derer zu gucken, die aus der Tür stolpern.

Die entstandenen Fotos wurden im Anschluss einer Jury gezeigt, die ein bisschen wie bei der Dating-App Tinder entscheiden musste, wer gefällt und wer nicht. Bei Tinder läuft alles über den ersten Eindruck. Das Foto entscheidet. Wenn ein Single das Gesehene attraktiv findet, so wischt er in die eine Richtung, wenn nicht, in die andere. Auf diese Weise wird aussortiert. Ähnlich funktionierte es in der Stockholmer Studie: Die Fotos mussten ohne große Umschweife entweder ins Töpfchen oder ins Kröpfchen gepackt werden. Gefällt mir, was ich sehe, oder habe ich da ein ausgemachtes Gesichtsgulasch vorgesetzt bekommen?

Insgesamt einhundertzweiundzwanzig Personen mit einem Durchschnittsalter von dreißig Jahren bewerteten die Gesichter in fünf unterschiedlichen Kategorien: Wie attraktiv finde ich die Person? Würde ich sagen, dass sie vertrauenswürdig ist? Sieht sie müde aus? Halte ich die Person für gesund? Und würde ich gerne ein bisschen Zeit mit ihr verbringen?

Das Ergebnis sprach eine klare Sprache: Die Porträts, die nach den kurzen Nächten entstanden, schnitten deutlich schlechter ab als jene, auf denen die Probanden ausgeschlafen waren. Die müden Gesellen galten als weniger attraktiv, sie wirkten ungesünder, und die Befragten hatten auch keine Lust, Zeit mit ihnen zu verbringen.

Ein konstanter Schlafmangel hat also direkte Auswirkung darauf, wie wir auf andere wirken. Aus diesem Grund sollte man zum Beispiel stets ausgeschlafen zu einem Date oder Bewerbungsgespräch gehen. Außer natürlich, wir haben eine extrem gute Geschichte über unsere Unausgeschlafenheit zu erzählen.

Wie wir in Nächten vor einem aufregenden Ereignis tatsächlich auch einschlafen und uns nicht nur das Hirn zermartern, haben wir ja bereits im Kapitel »Raus aus dem Gedankenkarussell« besprochen. Gehen wir müde zu dem Termin, aktivieren wir bei dem Lebenspartner oder Boss in spe womöglich einen Selbstschutzreflex und werden mit einem freundlichen »Nein danke – und der Nächste bitte« vor die Tür gesetzt.

Besonders fies: Müde wirkt man nicht nur unattraktiv und kränklich, sondern auch noch dumm. Langsame Bewegungen und ein müder Blick werden von Menschen automatisch auch mit geringerer Intelligenz assoziiert. Und dann ist wahrscheinlich endgültig Hopfen und Malz verloren, und man muss sich vom Date oder dem potenziellen Arbeitgeber mit einem »Auf Nimmerwiedersehen« verabschieden.

Apropos Schönheit. Im Interview mit der Kunsthistorikerin Erika Oehring auf Seite 220 erfahren wir Interessantes über die Schönheit des Schlafes. Und weil wir gerade schon beim Thema sind. Schauen wir uns doch auch gleich noch tief in die Augen – oder besser gesagt ein, zwei Zentimeter darunter, denn dort prangen nicht selten die unübersehbaren Beweise, dass man viel zu wenig geschlafen hat: fette Augenringe, in deren Faltenwurf eine ganze Vogelfamilie nisten könnte! Aber warum eigentlich, zur Hölle?

Die Haut unter den Augen ist besonders zart und dünn. Weit und breit kein Fettgewebe, das normalerweise in der Unterhaut sitzt. Dafür gibt es reichlich Blut- und Lymphbahnen, die man durch die dünne Haut besonders gut sehen kann. Wenn man wenig geschlafen hat, wird der Sauerstoffgehalt im Blut weniger, dadurch wird es dicker und fließt langsamer. Außerdem verändert sich die Farbe etwas: Sauerstoffreiches Blut ist leuchtend rot, sauerstoffarmes hingegen ziemlich dunkel. An der Farbe des Blutes kann man übrigens erkennen, ob es sich um arterielles oder venöses Blut handelt. Das arterielle Blut ist von der Lunge mit Sauerstoff gesättigt worden, um alle Organe mit dem lebenswichtigen Stoff zu versorgen. Venöses Blut ist das gleiche Blut, allerdings hat es seine Reise durch den Körper bereits hinter sich gebracht. Der Sauerstoff wurde abgegeben, und nun fließt es zurück, um aufs Neue welchen aufzunehmen. Dieses Blut ist deutlich dunkler, da die Sauerstoffkonzentration eine andere ist. Sinkt der Sauerstoffgehalt im Blut nach einer kurzen Nacht zusätzlich, dann wirkt jedoch selbst das arterielle Blut nicht mehr ganz so hell, wie es normalerweise wäre. Dunkel, dickflüssig und schwerfällig wird das Blut dann am zarten Gewebe rund ums Äuglein vorbeigepumpt und kann sich unter der dünnen Haut bestens präsentieren.

Noch gemeiner werden die Schatten nach dem – übertriebenen – Genuss von Alkohol. Eben noch schön in der Kneipe mit den besten Freunden gesessen und einen Kurzen bestellt, schon hat man den bizepsschrumpfenden Salat: einen nicht enden wollenden Brand am Tag danach. Im Körper herrscht nach einem Trinkgelage Flüssigkeitsmangel, was unter anderem in weniger Sauerstoff im Blut resultiert. Und früh ins Bett kommt man bei einer durchzechten Nacht sowieso nicht, was das Ergebnis nur noch verstärkt.

Trinkfreudige Zeitgenossen erzielen deshalb ein farbenprächtiges Ergebnis unter den Augen: beim einen ein leichtes Grau bis Beige, beim anderen Zartrosa bis Dunkellila, beim Nächsten tendieren die Ringe eher zu einem hübschen Rot oder Pink bis hin zu einem zartgrünen Schimmer. Eine schillernde Farbenpracht mit besten Grüßen vom Barkeeper unseres Vertrauens. Na dann: Prost!

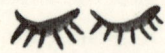
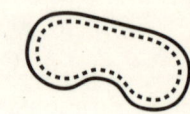

Gut geschlafen ...

... Dr. Erika Oehring?

Eine Kunsthistorikerin über die Schönheit des Schlafes.

Interview

Na, haben Sie gut geschlafen?
Leider zu wenig, weil mein gestriger Abend sehr lang war. Ich hatte Gäste, und danach habe ich noch ein wenig gelesen. Da kam der Schlaf leider etwas zu kurz.

Sie haben 2006 in der Residenzgalerie Salzburg die Ausstellung »Süßer Schlummer – Der Schlaf in der Kunst« konzipiert. Was war am Schlaf so spannend, dass Sie diesem Thema eine ganze Ausstellung gewidmet haben?
Besonders interessant ist, wie es den unterschiedlichen Künstlern gelingt, die vollkommene Losgelöstheit und auch Verletzbarkeit der Schlafenden zu erfassen. Eine schlafende Person strahlt eine tiefe Ruhe aus. Und doch gelingt es Künstlern, den Schlaf sehr lebendig darzustellen. Das fasziniert mich sehr.

Wie ästhetisch kann Schlaf denn sein? In der Realität schnarcht man, wälzt sich umher und sabbert aus Versehen das Kissen voll.
In der Kunst sehen wir selten schnarchende Schläfer mit offenen Mündern. Was wir betrachten, ist die sinnliche Wonne

des Schlafes: das Entrücktsein, die Selbstvergessenheit. Und das halte ich nicht nur für ästhetisch, sondern hier werden unsere Sinne unmittelbar angerührt, hier wird der Wunsch geweckt, selbst in eben diesen Zustand wegzutauchen. Ästhetik, die im höchsten Maße erotisch aufgeladen ist, ist ein zentrales Motiv bei der Darstellung von schlafenden Frauen und Mädchen, die den Betrachtenden häufig nackt oder aber mehr enthüllt als verhüllt präsentiert werden.

Wo liegt die Verbindung von Nacktheit und Schlaf?

Schlaf bedeutet die Preisgabe der Kontrolle über den eigenen Körper und über das, was in unmittelbarer Nähe passiert. Nacktheit unterstreicht den Kontrollverlust, das Ausgesetztsein und damit den verletzlichen Zustand einer schlafenden Person. Hier kommt der voyeuristische Aspekt ins Spiel. Die Betrachter schlüpfen in die Rolle des heimlichen Beobachters. In mythologischen Szenerien wird die schlummernde Nymphe von gierigen Satyrn nicht nur eingehend angestarrt, sondern auch enthüllt und wie auf einem Präsentierteller den Betrachtern dargeboten. Damit wird der Satyr genaugenommen zum Komplizen des Betrachters, der häufig genug der Auftraggeber des Bildes war.

Gibt es bestimmte Künstler und Epochen, in denen Schlaf eine besondere Rolle spielt?

Dieses Thema zieht sich durch alle Epochen. Wir kennen es zum Beispiel aus der Historienmalerei. Ein wichtiges Thema dabei ist der visionäre Traum in der religiösen Historienmalerei: Jakobs Traum von der Himmelleiter beispielsweise oder die Vision des Hl. Petrus und schließlich die Darstellung des träumenden Kaiser Konstantin des Großen von Piero della Francesca in der Basilika San Francesco in Arrezzo, dem im Jahre 312 vor der Schlacht gegen seinen Rivalen Maxentius im

221

Traum das Kreuz erscheint mit der Inschrift: »In diesem Zeichen wirst du siegen«.

Hat sich die künstlerische Darstellung von Schlaf über die Jahrhunderte verändert?

Zunächst hatten Künstler entsprechende Tabus zu beachten und suchten Wege, diese zu brechen. Die erotischen Stoffe der antiken Mythologie, in denen der Schlaf eine Rolle spielt, und das verbreitete Motiv des liegenden Aktes wurden in der Renaissance zunächst unter dem Deckmantel humanistischer Studien erneut aufgegriffen. Allerdings etablierte sich der erotische Akt erst in der Kunst des sechzehnten Jahrhunderts. Als »goldener Weg« erwies sich dabei die Mythologie, da Aktfiguren über eine »Historie« gerechtfertigt werden mussten. Eine schier unerschöpfliche Quelle boten die »Metamorphosen« des Ovid, die im sechzehnten Jahrhundert geradezu eine Hochkonjunktur erlebten – mit einer Vielzahl von Schlummernden. Neue Bildmittel prägen die zeitgenössische Kunst. Neben Malerei und Grafik bieten etwa Fotografie und Film weitere Ausdrucksmöglichkeiten für die Auseinandersetzung mit diesem menschlichen Grundbedürfnis. Denken Sie an die bekannte Videoarbeit der britischen Künstlerin Sam Taylor-Wood aus dem Jahre 2004, *David Beckham Sleeping*, die mehr als eine Stunde lang den schlafenden David Beckham nach einem Training in Madrid zeigt. Der Film »David« lässt uns teilhaben am intimsten Sein des englischen Superstars, macht uns zu Voyeuren.

Wie darf ich mir das Schlafzimmer einer Kunsthistorikerin vorstellen? Voller Kunstwerke oder eher clean und schlicht?

In meinem Schlafzimmer gibt es ein, zwei Gemälde. Weil die Jalousien meist unten sind, sind die Bilder hier idealerweise vor zu viel Tageslicht geschützt. Ja, und Bücher dürfen Sie sich vorstellen. Allerdings keine dicken kunsthistorischen Wälzer. Die würden dann doch zu schwer in der Hand liegen.

Welchen Stellenwert hat Schlaf in Ihrem Leben?
Einen hohen. Wir schlafen doch alle gerne gut und genießen die Wonnen des Schlafes, den erquickenden Schlummer unter dem Sonnenschirm ebenso wie nach einem guten Mittagessen oder nach einem langen Tag. Leider klappt es oft nicht so besonders gut mit dem tiefen Schlaf, aus vielen Gründen. Fester Schlaf lässt sich nicht erzwingen.

Welche Künstler finden Sie zum Einschlafen?
Wohl überschätzte und selbst ernannte Künstler. Namen möchte ich nicht nennen.

Welches Schlafbild fasziniert Sie am meisten?
Die Darstellung von schlafenden Kindern. Wahrscheinlich resultiert diese Vorliebe aus unserer anthropologisch-biologischen Komponente. Es ist kaum möglich, sich vom Reiz kindlicher Unschuld und Anmut nicht gerührt zu zeigen. Ein schlafendes Kind löst Entzücken und Bezauberung aus und weckt Beschützerinstinkte. So geht es den meisten Menschen. In unserer Sammlung in der Residenzgalerie Salzburg/Domquartier beherbergen wir das Gemälde des italienischen Barockmalers Bernardo Strozzi mit der Darstellung eines schlafenden Kindes. Man hat das Gefühl, dass sich die kleinen Fingerchen jeden Moment bewegen könnten. Dieses Bild rührt an und strahlt eine unglaubliche Präsenz und Lebendigkeit aus.

Vielen Dank für das Gespräch – und gute Nacht.

3.
Aufwachen

Jede Nacht geht irgendwann einmal zu Ende. Und nach jedem Schlaf kommt irgendwann ein Morgen daher – und zaubert uns entweder ein Lächeln ins Gesicht oder beschert uns den ersten Fluch des Tages. Etwa dann, wenn wir vor lauter Schlaftrunkenheit erst einmal voll Karacho gegen das Bettgestell laufen. »Gute Morgen, liebe Sorgen, seid ihr auch schon wieder da?«, fragte der deutsche Komiker Jürgen von der Lippe. Ja, leider gibt es ab und an auch mal ein böses Erwachen.

Im besten Fall strahlt jedoch die Morgensonne durch das Fenster, und wir können uns noch einmal fünf Minuten umdrehen, bevor wir unser warmes Nest verlassen. Wir reiben uns anschließend zufrieden die Augen und starten erholt in den Tag. Statt der Sorgen kommt vielleicht von irgendwo ein hoffentlich nicht allzu früher Vogel daher und lädt uns ein, den ersten Wurm des Tages zu fangen. In Form eines Guten-Morgen-Kaffees zum Beispiel. Zum Abschied ein leises »Au Revoir«, geliebter Schlaf. Nun müssen wir wieder raus aus den Federn.

Für echte Schlafmützen ist das Aufwachen manchmal eine echte Qual. Eben noch schön vor sich hingedöst, reißt sie irgendwas oder irgendwer aus dem Schlaf. Die Folge sind schlechte Laune, Augenringe und lautes Gähnen. Wenn der Schlaf auf Dauer zu kurz kommt, drohen gar Krankheiten.

Mit dem ersten Weckerschellen wird ein Regenerationsprozess, der eigentlich ungestört ablaufen sollte, gnadenlos unterbrochen. Ein bisschen ist das so, als würden wir uns morgens die Klamotten für den bevorstehenden Tag anziehen, aber dann mittendrin stoppen – und ohne Hose das Haus verlassen. Kaum jemand käme auf die Idee, mit einem halb fertigen Outfit vor die Tür zu gehen. Bei halb fertigem Schlaf haben wir da deutlich weniger Skrupel.

Die Phase des Aufwachens ist die letzte unserer gemeinsamen Reise durch die Nacht, und sie gehört ebenso zum Schlaf wie das Einschlafen und der süße Schlummer selbst. Erstaunlich ist, dass das Thema Aufwachen dennoch ziemlich kurz kommt, wenn man sich in der Welt des Schlafens und ihren Studien, Publikationen und Artikeln umsieht.

Höchste Zeit also, sich auch mit den müden oder munteren Morgen unseres Lebens mal etwas näher zu beschäftigen und einige Erkenntnisse zum Thema zusammenzutragen: Was hilft wirklich beim Wachwerden, und wie genau kommen da Peperonis ins Spiel? Warum können wir uns morgens häufig nicht an unsere Träume erinnern, obwohl doch jeder Mensch jede Nacht träumt? Und was ist besser: die Snooze-Taste drücken oder direkt aus dem Bett hüpfen? Diese und andere Fragen wollen wir nun auch noch beantworten.

Wie das Gehirn in den Tag startet

Wachwerden ist nicht einfach das Gegenteil vom Einschlafen, nur rückwärts abgespult. Sondern es ist ein ganz eigener Prozess, mit eigenen Vorgängen und Effekten. In unserem Gehirn wachen Thalamus und Großhirnrinde im Duett auf, und dies tun sie entsprechend gleich schnell, oder, genauer gesagt, gleich langsam. Der Thalamus ist eine Art Zwischenstation für Informationen. Der Großteil der Infos, die wir aufnehmen, beispielsweise über die Augen oder das Gehör, macht zunächst im Thalamus Halt und wird anschließend, wie Päckchen bei einer Poststation, an die dafür vorgesehenen Areale in der Großhirnrinde weitergeleitet, wo die Eindrücke weiterverarbeitet werden. Die beiden Kollegen Thalamus und Großhirnrinde sind am Morgen nicht gleich auf Trapp und brauchen ein bisschen, bis sie volle Fahrt aufnehmen und ihrem Job nachgehen können.

Ganz anders startet das vordere Cingulum in den Tag, das die Brücke oder der Mittelsmann zwischen unserem Verstand und unseren Emotionen ist. Es ist der Frühaufsteher im Gehirn und springt wie auf Knopfdruck an. Und während wir noch kaum in der Lage sind, ohne Probleme geradeaus zu laufen, funktionieren dank dem vorderen Cingulum Willensfindung und die Selbstwahrnehmung schon relativ problemlos. Den Satz »Ich brauche erst einmal einen Kaffee« kann man zwar schon formulieren und auch wirklich so meinen – aber von der unfallfreien Zubereitung an der Kaffeemaschine ist man noch meilenweit entfernt.

Weil das vordere Cingulum bereits auf Hochtouren ist, während andere Areale im Gehirn noch weitgehend vor sich hinpennen, fühlen wir uns morgens manchmal wie benebelt, fast wie auf Droge: Die Emotionen sind groß, der Verstand hält sich zurück. Das ist der beste Moment des Tages, um sich über seine Gefühle im Klaren zu werden – oder gepflegt auszurasten. Etwa wenn der Nachbar meint, er müsse am Samstagmorgen mit der Kettensäge Bäume fällen oder mit seinem Rasenmäher über die Wiese heizen. Von den Bauarbeitern, die uns natürlich auch an Urlaubstagen das Ausschlafen weghämmern, fangen wir gar nicht erst an. So oder so lohnt es sich jedenfalls, während des Aufwachens einen Moment innezuhalten und in sich hineinzuhören. Dort könnte vielleicht eine neue Erkenntnis schlummern.

Aber bevor wir über unsere Gefühle sinnieren, müssen wir die Äuglein erst einmal aufschlagen, und deshalb schauen wir uns zunächst unseren »inneren Wecker« als Teil der inneren Uhr an. Die meisten von uns dürften das schon erlebt haben: Man wacht morgens auf und wirft einen Blick auf seine Uhr, nur um festzustellen, dass der Weckalarm sowieso gleich loslegen würde. Wer einmal vergessen hat, seinen Wecker zu stellen, der wird, mit etwas Glück, ebenfalls festgestellt haben, dass er auch ohne den nervigen elektrischen Schreihals weitgehend pünktlich in der Arbeit oder in der Vorlesung ankam.

Dieser »innere Wecker« ist Teil des Aufwachprozesses, der etwa zwei Stunden vor dem eigentlichen Aufwachen beginnt – wenn das Zwischenhirn eine kleine biologische Ouvertüre zum Guten-Morgen-Lied anstimmt. Das Zwischenhirn, eine Art Regulierungsinstanz für unser Zeitgefühl, veranlasst dann nämlich, dass unsere Nervenzellen langsam aber sicher eine Vielzahl an Hormonen ausschütten, die uns munter machen. Wenn das geschieht, pennen wir zwar noch und bekommen entsprechend nichts davon mit, aber die Wissenschaft geht davon aus, dass wir dennoch Einfluss auf den Zeitpunkt nehmen können, an dem der

Hallo-Wach-Hormon-Cocktail gemixt wird. Etwa, indem wir vor dem Einschlafen noch einmal resümieren, wann wir am nächsten Tag aufstehen müssen, um pünktlich an Ort und Stelle zu sein. Ob am Arbeitsplatz oder beim Check-in am Flughafen gen Süden spielt dabei keine Rolle.

Was dann geschieht, erinnert ein bisschen daran, wie sich Gerüchte in der Nachbarschaft verbreiten: von Haus zu Haus, von Bewohner zu Bewohner. Die Hormone gehen auf Wanderschaft und klopfen bei einem der Nachbarn an, beispielsweise bei der Hirnanhangdrüse. Nach einem kurzen »Schon gehört, Kumpel? Bald ist Aufwachen angesagt!« gibt diese ein weiteres Hormon ab, Adenocorticotropin genannt. Das wiederum schaut bei den Nebennierenrinden vorbei. Nach einem fröhlichen »Hello darling!« schütten die Nebennierenrinden wiederum Cortisol aus, auch als Stresshormon bekannt.

Die erste »Bald wird aufgewacht«-Nachricht löst ein biologisches Schneeballsystem aus: Das Immunsystem fährt erst einmal einen Gang runter, nachdem es noch die ganze Nacht gegen Krankheiten ankämpfte, Blutdruck und Puls springen in die Laufschuhe und legen los, während die Leber vorsorglich schon etwas Zucker herstellt, damit direkt nach dem Aufwachen wenigstens irgendeine körperliche Regung möglich ist. Dieser Prozess läuft übrigens völlig unabhängig von der Frage ab, ob wir denn tatsächlich auch ausgeschlafen sind.

Dieses »Aufwach-Schneeballsystem« entdeckten der Tübinger Hirnforscher Jan Born und sein Team vor einigen Jahren. Ausgangspunkt war – natürlich – ein Schlaflabor, in dem die Testpersonen nächtigten: Einem Teil der Teilnehmer sagte man, dass man sie um sechs Uhr morgens wecken würde, den anderen, dass sie um neun Uhr wachgerüttelt werden würden. Aber es kam natürlich anders: Aus beiden

Gruppen wurden Teilnehmer entweder um sechs oder um neun Uhr geweckt, also zur angekündigten Zeit beziehungsweise eben genau nicht. Das Ergebnis: Nur bei den Probanden, die damit rechneten, dass sie zur angekündigten Uhrzeit geweckt werden, waren die entsprechenden Hormone schon auf dem Weg gewesen, die Information »Bald wird aufgewacht!« wurde also erfolgreich im Körper verbreitet.

Wenn wir nicht mit einem Wecker aufstehen müssen, dann wachen wir – da sind sich Forscher einig – allerspätestens auf, wenn wir ausgeschlafen sind. Insofern uns der Nachbar mit der Kettensäge oder die pralle Sonne, die durchs Fenster direkt in unser Gesicht scheint, nicht zuvorkommen. Aber gleichzeitig ist es übrigens auch völlig normal, dass wir nachts ab und zu mal wach werden. Dieses Phänomen hatten wir bereits kurz angerissen. Nun etwas ausführlicher.

Diese kleinen Phasen des Wachseins in der Nacht dauern mitunter bis zu zwölf Minuten an, und sie alle haben gemeinsam, dass wir uns am nächsten Tag meistens nicht mehr oder nur noch verschwommen an sie erinnern. Dass wir nicht wissen, ob es nur ein Bild aus einem Traum war, das uns da gerade im Kopf herumspukt, oder ob wir tatsächlich wach waren und dieses oder jenes gesehen oder gehört haben. Habe ich das nur geträumt?

Meistens wachen wir um die REM-Phase herum kurz auf, in den seltensten Fällen während des Tiefschlafs. Bei gesunden Menschen können sogar bis zu achtundzwanzig solcher kurzer Aufwachmomente pro Nacht auftreten, wie die Schlafforschung herausgefunden hat. Dass man nachts mal wach wird, ist also völlig normal, weshalb man sich nicht gleich Gedanken darüber machen muss, ob man vielleicht an einer Schlafstörung leidet. Wer sich dennoch am nächsten Morgen erholt fühlt, hatte eine gute Nacht – achtundzwanzig kleine Wachphasen hin oder her. Aufwachphasen kommen übrigens auch bei vielen anderen Säugetieren vor. Wahrscheinlich, so die Theorie, um ganz kurz sicherzugehen, dass so weit alles in Ordnung ist und nicht von irgendwo ein Tier naht, das auf der Suche nach einem kleinen Mitternachtsimbiss ist. Klar ist auch: Je unnatürlicher wir schlafen, desto öfter wachen wir durchschnittlich auf. Zum Beispiel dann, wenn wir versuchen, sitzend in einem Flugzeug ein Nickerchen zu halten. Aber gehen wir an dieser Stelle sinnvollerweise vom normalen Schlaf in unserem geliebten und bestens auf uns abgestimmten Traumbett aus: Tatsächlich ist es sogar so, dass es bestimmte Uhrzeiten gibt, zu denen die Wahrscheinlichkeit steigt, dass man kurz erwacht. Besonders rund um die »biologische Mitternacht« kann es vorkommen, dass man länger wach bleibt, als einem lieb ist. Die biologische Mitternacht ist bei jedem Menschen individuell und liegt bei circa vier Stunden, nachdem wir eingeschlummert sind. Also in der Mitte unser persönlichen Nacht. Bei den meisten ist das zwischen zwei und vier Uhr morgens.

Wichtig ist, dass wir uns während des kurzen Wachwerdens keinen Stress machen, nach dem Motto: »Verdammt noch eins! Jetzt bin ich wach, und wahrscheinlich werde ich nun nicht mehr einschlafen. Dabei steht morgen früh doch dieser wichtige Termin an. Oh Gott, oh Gott...«

Je länger wir nachts wach sind, umso munterer wird auch unser Gehirn und erfreut sich daran, den zahlreichen Gedanken freie Fahrt zu geben, die durch unseren Kopf cruisen. Wir wissen bereits: Grübeln am Abend trägt meist keine saftigen Früchte der Erkenntnis – eher schrumpelige Rosinen. Nachts ist das genauso, weshalb wir auch in den kurzen Aufwachphasen dazu neigen, eher pessimistisch zu sein und negative Gedanken zu haben, was das Wiedereinschlafen folgerichtig schwieriger macht. Entsprechende Gegenmaßnahmen sind also umgehend angebracht: Wir können, neben den bereits bekannten Techniken, die uns aus dem Gedankenkarussell befreien – wie Musik oder Hörspiele hören oder ASMR –, auch lernen, systematisch umzudenken. Uns also eher auf das Positive in den negativen Gedanken zu konzentrieren, was in Teilen die Entspannung zurückbringen kann.

Das positive Umdenken lässt sich ganz gut trainieren. Etwa, indem man seine Gedanken während der nächtlichen Aufwachphasen notiert und somit sortiert. Einmal aufgeschrieben und beiseitegelegt, schon geistern die Gedanken weniger im Kopf herum: Schnell notiert ist halb vergessen, zumindest nachts. Außerdem stellt man am nächsten Morgen in der Regel glücklicherweise fest, dass alles, was einen nachts noch wach gehalten hat, gar nicht so schlimm ist. Aufwachphasen sind halb so wild – aber den Schlaf sollten sie uns dennoch nicht rauben. Natürlich gibt es Schwierigkeiten, die sich nicht mit einer kurzen Notiz beiseiteschaffen lassen: Geldprobleme, Liebeskummer, ein fieser Chef, mobbende Kollegen oder einen kranken Partner, den man pflegen muss. Wichtig ist aber, dass wir mit unserer Grübelei den Herausforderungen und Problemen nicht zusätzlich Raum geben. Denn das ändert nichts und erschwert unsere Ruhepausen – und das raubt uns nur noch mehr Kraft. Deshalb kann das positive Umdenken wenigstens dazu beitragen, dass wir uns nicht gänzlich in unserem Gedankenkarussell verfangen und gar kein Auge mehr zutun.

Z Z Z Der Wecker und die Snooze-Taste

»Der Wecker ist ein Foltergerät«, sagt Professor Doktor Till Roenneberg und plädiert dafür, grundsätzlich auf ihn zu verzichten. Denn das größte Problem am Aufwachen mit Wecker ist nun mal: Er richtet sich nicht nach uns, wir richten uns nach ihm.

Manche Menschen springen ja schon frühmorgens regelrecht aus dem Bett und begegnen dem Tag mit einem breiten Grinsen, in der Regel handelt es sich dabei um Lerchen. Aber das, Hand aufs Herz, sind die wenigsten von uns. Die Mehrheit würde sich lieber einen Arm abhacken, als vor acht Uhr aus den Federn zu kriechen. Aber der Wecker, dieser Fiesling, ignoriert schlicht, welcher Schlaftyp wir sind.

Heutzutage, darüber haben wir bereits ausführlich gesprochen, geben nicht mehr Sonne und Mond, Hell und Dunkel den Schlafrhythmus vor, sondern Öffnungs- oder Bürozeiten, Termine und Meetings, Verabredungen im Fitnessstudio und die nächste Bergbesteigung im Morgengrauen. Der geliebte Nachwuchs, der mitten in der Nacht ins Schlafzimmer tapst, um sich in der Besucherritze einzuquartieren, oder der morgens pünktlich zum Gong auf seinem Platz im Klassenzimmer sitzen muss. Kein Wunder also, dass wir uns viel zu selten frisch wie der junge Morgen fühlen, wenn wir erwachen, sondern eher wie ein zerzauster Zombie. Der Wecker kam uns zuvor, und wir haben schlicht nicht ausreichend Schlaf abbekommen. Der Wecker ist deshalb Feindbild für jede leidenschaftliche Schlafmütze. Aber es gilt eben auch: Kenne deinen Feind, um ihn besiegen zu können! Auch wenn es schwerfällt: Widmen wir uns nun dem Thema Wecker und beginnen mit einem kleinen geschichtlichen Exkurs.

Es war einmal zur einer Zeit, als es weit und breit noch gar keine Wecker gab. Die Menschen wurden von der Sonne geweckt, vom schreienden Hahn, von schlagenden Kirchenglocken oder anderen Menschen, die schon damals nachts arbeiteten, als Nachtwächter etwa. Mit Beginn der Industrialisierung, als Geschäftszeiten und beständige Produktionsprozesse eine immer wichtigere Rolle spielten, wurden auch zuverlässige und genaue Weckmethoden immer bedeutsamer. Und was kann wohl verlässlicher sein als ein Gerät, dessen einzige Lebensaufgabe darin besteht, uns aus dem Traum zu reißen? Wer den Vorläufer dessen erfand, was wir heute als Wecker kennen, darüber herrscht allerdings keine Einigkeit, weil es nun mal eine Frage der Perspektive ist, was als Wecker durchgeht und was nicht.

Ein heißer Kandidat hörte auf den Namen Levi Hutchins und stammte aus Concord in den USA. Hutchins war Uhrmacher und musste jeden Tag um vier Uhr morgens aufstehen, um zu seiner Arbeitsstelle zu kommen. Nun machte aber die Sonne auch im achtzehnten Jahrhundert um vier Uhr in der Früh noch überhaupt keine Anstalten zu scheinen und zu wecken. Deshalb entwickelte Hutchins 1778 einen Apparat, der genau einmal am Tag einen Glockenschlag von sich gab. Man konnte die Weckzeit nicht verändern und einstellen, da das verbaute Zahnrad genau so justiert war, dass es alle vierundzwanzig Stunden einen Alarmton auslöste.

Der zweifelhafte Ehrentitel »Erfinder des Weckers« könnte möglicherweise aber auch an Samuel Pepys gehen, der Ende des siebzehnten Jahrhunderts Präsident der Royal Society und Abgeordneter des Unterhauses in London war. Der bediente sich – glaubt man seinem Tagebuch – nämlich schon 1665 eines Weckers, um morgens aus den Federn zu kommen. Wie genau seine Konstruktion jedoch aussah, ist leider nicht bekannt. Und dann wäre da noch der Franzose

Antoine Redier: Unbestritten ist, dass Redier der Erste war, der sich einen mechanischen Wecker patentieren ließ, den man auf die gewünschte Uhrzeit stellen konnte. Das war im Jahr 1874.

Wenn wir uns auf Antoine Redier als Erfinder einigen, dann heißt das, dass wir seit nicht einmal hundertfünfzig Jahren mit der »Foltermaschine« leben, die uns so unbarmherzig einen Strich durch die Ausschlaf-Rechnung macht. Wie also umgehen damit, wenn wir sie nicht einfach verbannen können, sondern auf sie angewiesen sind? Was ist besser: sofort aus dem Bett springen – oder doch lieber (mehrmals) auf die Snooze-Taste hauen?

Rund sechzig Prozent der Deutschen zögern das Aufstehen morgens noch ein bisschen hinaus. Das Drücken der Snooze-Taste scheint hierzulande eine Art lieb gewonnener Frühsport geworden zu sein. Typisch Mensch: Da erfinden wir den Wecker, um morgens pünktlich aufzustehen, und dann bauen wir eine Kontrollfunktion ein, die wiederum genau das Gegenteil bewirkt und das ganze Gerät ad absurdum führt. Hinzu kommt, dass die permanente Nutzung der Schlummerfunktion gefährlich sein kann. Das sagt zumindest der Schlafforscher Robert Rosenberg aus den USA. Er will herausgefunden haben, dass Menschen, für die die Snooze-Taste zum morgendlichen Ritual gehört, ihren sogenannten »zirkadianen Rhythmus« durcheinanderbringen.

Diesen Begriff haben wir bereits kennengelernt, aber zur Erinnerung: Es ist ein innerer Vierundzwanzig-Stunden-Rhythmus, der in unserem Körper wichtige Funktionen wie die Hormonbildung steuert. Drücken wir nach dem Erwachen ständig die Snooze-Taste und schlummern tatsächlich auch ständig wieder ein, dann weiß unser Körper nicht so recht, ob er nun weiterhin müde sein oder wach werden soll. Das bringt unseren Rhythmus total durcheinander. Im

Extremfall, so Rosenberg, könne dies den gesamten Tag negativ beeinflussen, weil man sich total abgeschlagen fühlt.

Sollten wir das Snoozen also komplett aus dem morgendlichen Ritual verbannen? Nein, sagt Rosenberg, denn das Betätigen der Schlummertaste sei nicht das Problem, sondern lediglich ein Symptom des – uns mittlerweile gut bekannten – chronischen Schlafmangels. Heißt im Umkehrschluss: Die Nutzung der Snooze-Taste ist völlig in Ordnung, wenn wir darauf achten, dass wir insgesamt genug Schlaf abbekommen.

Manche Menschen stellen sich den Wecker aber bewusst früher, um dem morgendlichen Snooze-Ritual zu frönen. Sie fangen quasi früher mit dem Aufstehen an als nötig. Das wiederum sollten wir lieber bleiben lassen: Wer einmal durch den Wecker aus dem Schlaf gerissen wurde, der erreicht durch das erneute kurze Wegpennen bis zum nächsten Weckerklingeln nicht mehr den gleichen Schlafstatus wie zuvor und bringt sich dadurch eher um seine Regeneration. Den Wecker sollten wir also lieber erst zu der Uhrzeit stellen, zu der wir tatsächlich auch aufstehen müssen.

Wer daraus allerdings folgert, dass das sofortige Herausspringen aus dem Bett sinnvoller ist, der irrt: Langsam und gemächlich lässt sich der goldene Weg zum Aufwacherfolg beschreiten. Während des Schlafs fährt der Körper herunter. Stehen wir abrupt auf, fließt das Blut ruckartig in die Beine, was zu Schwindel führen kann. Auch unser Gleichgewichtsorgan, das sich im Ohr befindet, kann Faxen machen. In unseren Lauschern befindet sich Flüssigkeit, die von Messfühlern ausgewertet wird und an das Gehirn meldet, ob und wie sich unser Körper bewegt. Wenn wir lange liegen, dann setzen sich minikleine Gewebeteile ab, die in der Flüssigkeit schwimmen. Die werden jedoch plötzlich aufgewirbelt, wenn wir wie von der Tarantel gestochen aus dem Bett rumpeln.

Das signalisiert den Messfühlern mordsviel Bewegung – wo eigentlich nur ein bisschen Bewegung ist –, und auch das kann in Schwindel resultieren. Den Körper sollte man also behutsam ans Aufwachen heranführen, vielleicht erst einmal ein wenig die Arme und Beine recken und strecken. Den Kopf drehen und einen kurzen Moment sitzend auf der Bettkante innehalten, bevor es so richtig losgeht mit dem Tag.

Wer nicht nur sanft aus dem Bett gleiten, sondern auch sanft geweckt werden will, für den gibt es eine gute Alternative zum Standardgerät: einen sogenannten Schlafphasenwecker. Das sind intelligente Wecker, die den perfekten Zeitpunkt ermitteln sollen, um geweckt zu werden. Nämlich dann, wenn wir uns im Leichtschlaf befinden. So gestaltet sich das morgendliche Weckerklingeln etwas angenehmer und fühlt sich nicht mehr wie ein Schlag ins Gesicht an.

Schlafphasenwecker werden nicht, wie normale Wecker, auf eine bestimmte Uhrzeit gestellt, sondern man gibt einen Zeitraum an, in dem man aufstehen möchte. Zum Beispiel innerhalb von dreißig Minuten vor sieben Uhr morgens. Innerhalb dieser Zeitspanne versucht der Wecker den perfekten Moment zu ermitteln, um uns aus unseren Träumen zu holen. Wir wissen ja bereits, dass der Mensch in Zyklen schläft – anfangs flach, dann tiefer, gen Ende wieder flacher. Schellt der Wecker, wenn wir gerade mitten in einer Tiefschlafphase stecken, fährt uns der Schreck in die Glieder und torpediert damit die Chance, sanft und leicht aufzuwachen. Dieses Wissen wurde bei den Schlafphasenweckern angewandt, und die Technik wird mit der Zeit immer besser. Manche sind inzwischen so intelligent, dass sie dazulernen können und den Rhythmus der schlafenden Person voraussagen. Das erhöht die Chance, auch wirklich eine Leichtschlafphase zu treffen.

Das Ziel der Schlafphasenwecker ist also immer dasselbe:

sanftes Erwachen. Dieses Ziel erreichen die verschiedenen Modelle entweder, indem sie unsere Gehirnaktivität messen oder unsere Bewegungen registrieren. Es gibt auch Apps, die dasselbe versprechen. Skepsis ist aber gerade hier mehr als angebracht, denn die Messung der Schlafphasen ist eine komplizierte und komplexe Sache.

Bei Weckern zum Beispiel, die unsere Gehirnaktivitäten überwachen, muss man sich vor Beginn der Nacht Sensoren an den Kopf kleben. Danach sieht man aus wie ein verkabeltes Marsmännchen auf dem Weg ins Schlaflabor. Aber wer wird denn eitel sein, wenn das seltsame Outfit doch einen guten Start in den Tag verspricht? Diese Schlafphasenwecker jedenfalls sind am zuverlässigsten. Sie ermitteln die unterschiedlichen Phasen relativ genau und finden besonders oft den idealen Zeitpunkt zum Aufstehen. Der große Nachteil an diesen Weckern ist, neben dem Alien-Look, den sie verursachen, dass viele Menschen durch die Sensoren und Kabel gestört werden. Und das ist natürlich kontraproduktiv. Denn was bringt uns der intelligenteste Wecker, wenn er uns noch vor seinem Weckruf vom Schlafen abhält?

Es gibt aber auch andere, etwas praktikablere Modelle. Nämlich Wecker, die auf Bewegung reagieren. In besonders leichten Schlafphasen werden wir immer aktiver. Rollen umher, strampeln ein wenig, bewegen Arme und Beine. All diese Bewegungen werden vom schlauen Wecker registriert, den man sich wie ein Schweißband ums Handgelenk bindet. Das ist natürlich deutlich bequemer als ein Kabelsalat auf dem Kopf – aber eben auch nicht ganz so genau.

Wer einen Schlafphasenwecker einmal ausprobieren möchte, ohne gleich ein monströses Gerät im Schlafzimmer stehen zu haben, der ist mit einer Smartwatch gut beraten. Die schlauen Uhren sind klein und lassen sich dank diverser Apps mit verschiedenen Funktionen aufrüsten. Der

Schlafphasenwecker kann eine solche Zusatzfunktion sein. Am besten man fragt vor dem Kauf genau nach, ob sich die Weckfunktion als zusätzliches Programm aufspielen lässt, nicht dass man sich im Nachhinein ärgert.

Ist das Programm installiert und eingestellt, muss man die Uhr nachts anbehalten – und wird hoffentlich tiefenentspannt und ausgeruht erwachen. Aber nicht vergessen: Nicht alles für bare Münze nehmen, was etwaige Apps oder auch Schlafphasenwecker versprechen. Auch wenn die Theorie dahinter natürlich eine gute Sache ist, kann die verbaute Technik die Komplexität unseres Schlafes nur in Teilen erfassen und ist deshalb nie zu einhundert Prozent genau. In zahllosen Schlaflaboren warten Gerätschaften im Wert von Tausenden und Zehntausenden von Euro auf ihren Einsatz. Und das nicht ohne Grund. Die Messung und Aufzeichnungen dieser Geräte sind unglaublich präzise. Da liegt es nahe, dass Versuche, diese Technik auf eine App für 2,99 Euro zu bannen oder gar auf eine kostenlose, oft nicht mehr als Spielereien sind. Pfusch am Bau sozusagen.

Noch wurde kein Wundermittel auf den Markt gebracht, das müde Morgenmuffel verlässlich munter macht. Dennoch kann man es ja mal versuchen, wenn man auf der Suche nach Hilfe ist, um wenigstens ein klein wenig leichter aus den Federn zu kommen. Denn es gibt durchaus auch Menschen, die auf die Apps und Wecker schwören. Ob hier der Placebo-Effekt – also Einbildung, die dennoch zu einem Effekt führt – oder gute Technik der ausschlaggebende Punkt ist, sei mal dahingestellt. Aber wenn's hilft, dann hilft's.

Morgenvernebelte Träume

Der Traum ist etwas Faszinierendes und Mythisches zugleich. Er dient Schriftstellern und Künstlern gleichermaßen als Inspirationsquelle und beschäftigt den Menschen schon seit der Antike, als wir noch glaubten, Träume seien Botschaften von Göttern oder Dämonen. Mehr dazu finden wir im Kapitel »Warum wir träumen«. Wer der Meinung ist, er träume nachts nicht, der irrt sich. Denn alle Menschen träumen. Verrückt ist allerdings, dass sich viele Menschen tagsdrauf nicht mehr daran erinnern.

Eine Studie, die an der Universität Basel durchgeführt wurde, zeigt, wie viel oder wie wenig vom nachts Erlebten morgens im Gedächtnis hängenbleibt. Forschungspsychologe Serge Brand und sein Team verteilten Fragebögen an 5580 Jugendliche, in denen die Themen Schlafen, Stress und eben das Träumen abgefragt wurden. Das Ergebnis: Nur zwanzig Prozent der Befragten konnten sich regelmäßig oder oft daran erinnern, was sie nachts geträumt hatten. Dreißig Prozent wiederum wussten morgens gar nicht oder nur ganz selten, was in ihren Träumen geschehen war. Zusätzlich interessant ist, dass hier junge und nicht ältere Menschen befragt wurden. Denn Menschen zwischen 18 und 29 Jahren sind sowieso schon diejenigen, die sich am besten an ihre Träume erinnern. Wenn wir älter werden, dann wissen wir noch viel seltener, was uns des Nachts widerfahren ist.

Trotz der leicht vernebelten Erinnerungen gaben in der Studie fast vierzig Prozent der Befragten an, dass ihre Träume eine derart große Relevanz haben, dass durch sie manchmal sogar die komplette Laune über den Tag hinweg beeinflusst wird. Träume sind also keine Schäume, sondern können uns ganz real den Tag entweder versüßen oder versalzen. Aber warum können wir uns eigentlich so selten an unsere Träume erinnern, wenn wir doch jede Nacht ins Traumland reisen? Wie wir wissen, besteht der Schlaf aus verschiedenen Schlafphasen und in einer davon, der REM-Phase, träumen wir. Wachen wir während dieser Phase auf, dann erinnern wir uns eher an unsere Träume, als wenn wir uns beim Erwachen gerade in einem anderen Schlummerstadium befinden. Tauchen wir etwa in einer Tiefschlafphase ans Tageslicht, ist die letzte Traumphase schlicht zu lange her, um noch zu wissen, was im Luftschloss der Träume geschehen war, wen wir alles getroffen haben, wo wir hingeflogen sind, welche Schlachten wir geschlagen haben oder mit wem wir Sex hatten. Schade eigentlich!

Es gibt eventuell aber noch einen anderen Grund, warum manche Menschen sich an ihre Träume erinnern können, andere nur selten oder gar nicht. Werfen wir dazu einen Blick auf eine weitere Studie, die sich mit dem Thema Traumerinnerung beschäftigt: Die Forscherin Perrine Ruby vom Neurowissenschaftlichen Forschungszentrum in Lyon und ihr Team bestätigten ebenfalls, dass Menschen, die öfter wach werden, sich auch häufiger an ihre Träume erinnern. Der Grund dafür könnte sein, dass diese Menschen stärker auf akustische Reize reagieren. Knirscht das Gebälk, knarzt die Tür oder tappst jemand die Treppen nach oben, dann hören die sensiblen Menschen das sofort und werden für einen kurzen Augenblick wach. Das bekommen sie zwar nicht so richtig mit, können sich aber dennoch entsprechend besser an ihre Träume erinnern, weil die Chance, in einer REM-Phase kurz zu erwachen, natürlich größer ist, je öfter wir wach werden. Im Anschluss an diese Studie stellten sich die Forscher schließlich auch die Frage, ob sich das Gehirn von »Erinnerern« und »Nicht-Erinnerern« irgendwie voneinander unterscheidet.

Dafür untersuchten Ruby und ihr Team die Hirnaktivitäten von einundvierzig Probanden. Das Ergebnis: Bei jenen, die sich gut an ihre Träume erinnern konnten, waren sowohl im Wach- als auch im Schlafzustand zwei Hirnbereiche, die beide auf äußere Reize reagieren, deutlich aktiver als bei den »Nicht-Erinnerern«. Und hier schließt sich der Kreis: Mehr Reizaufnahme gleich häufiger Wachsein gleich häufiger an seine Träume erinnern.

z z z   Frühstück im Sonnenschein

Mittlerweile haben wir also das morgendliche Snooze-Ritual
hinter uns gebracht, uns vielleicht geärgert, dass wir uns mal
wieder nicht an unsere Träume erinnern können – und steigen ganz langsam und sanft aus dem Bett. Das Problem: Nun
sind wir zwar körperlich wach, aber unser Kopf befindet sich
noch halb im Schlaf, weshalb wir morgens nach dem Aufstehen erst einmal ziemlich verstrahlt durch die Gegend stolpern.

Wie panne wir Menschen kurz nach dem Erwachen wirklich sind, das hat vor einigen Jahren eine Gruppe Wissenschaftler herausgefunden: ziemlich panne, dies belegten
Adam Wertz von der University of Colorado und seine Kollegen im medizinischen Fachblatt »Journal of the American
Medical Association«. Ihre Studie lief so ab: Alle Teilnehmer
schliefen drei Wochen lang exakt acht Stunden pro Nacht,
bevor sie im Schlaflabor eine weitere Woche beobachtet
wurden. Sie starteten also völlig ausgeruht in das Experiment und behielten diesen Schlafrhythmus zunächst auch
bei. Im Labor gab es aber nicht nur süße Träume, sondern
auch verschiedene Mathematikaufgaben, die es zu lösen
galt. Am siebten Tag direkt nach dem Aufwachen. Und im
Anschluss daran mussten die Teilnehmer schließlich ganze
sechsundzwanzig Stunden auf Schlaf verzichten und in dieser Zeitspanne alle zwei Stunden zum Rechentest antanzen.

Bisher war man nach diversen Studien davon ausgegangen, dass nichts die geistige Leistungsfähigkeit so sehr stört
wie der Schlafentzug. Bei Wertz und seinen Probanden war
das anders: Selbst mit Schlafentzug, so lautete das Fazit, waren die Testergebnisse noch deutlich besser als kurz nach

dem Aufwachen: Da waren sie nämlich einfach nur unterirdisch, die Probanden erreichten gerade einmal fünfundsechzig Prozent ihrer sonstigen Leistungsfähigkeit! Mit Schlafentzug waren es immerhin noch fünfundachtzig Prozent gewesen. Außerdem stellten die Forscher fest, dass es zwanzig bis dreißig Minuten dauern kann, bis sich der Kopf nach dem Aufwachen wieder einkriegt. Der geistige Tiefflug könne, so Weltz und Kollegen, aber auch eine ganze Stunde lang andauern. In dieser Zeit zeige der Mensch eine Benommenheit, die die von vierundzwanzig Stunden Schlafentzug noch übersteigt. Und das, obwohl frühere Studien bereits gezeigt haben, dass ein vierundzwanzigstündiger Schlafentzug in etwa so auf den Menschen wirkt wie ein Alkoholgehalt von einem Promille im Blut. Wenn wir morgens nach dem Aufstehen also wie ferngesteuert durch die Gegend laufen oder einige Sekunden lang verwirrt in der Küche herumstehen, so als hätten wir gerade einen Geist gesehen, dann wissen wir jetzt, warum.

Für die allmorgendliche geistige Umnachtung können wir also nichts. Nicht nur aus wissenschaftlicher Perspektive ist das eine lohnende Erkenntnis, sondern auch aus einer persönlichen: Geht das Kaffeepulver mal wieder nicht in die Maschine, sondern auf den Boden, suchen wir unseren Haustürschlüssel mal wieder eine halbe Ewigkeit oder stellen wir am Arbeitsplatz plötzlich fest, dass die eine Socke nicht zur anderen passt, dann können wir ganz beruhigt feststellen: Das liegt nicht an uns, sondern an unserem Gehirn.

All diese kleinen Schusseligkeiten am Morgen haben in der Regel keine wirklich schlimmen Folgen für uns, vorausgesetzt, wir verbrühen uns nicht die Hand mit Teewasser oder stoßen uns den Kopf am Küchenschrank. Anders ist das zum Beispiel bei Notärzten. Wenn man bedenkt, dass sie bei einem Alarm häufig aus dem Schlaf gerissen werden, um dann direkt komplizierte und überlebenswichtige Entscheidungen treffen zu müssen, dann kann einem schon anders werden. Natürlich kann auch der Notarzt oder der Feuerwehrmann nichts dafür, dass er nach dem Erwachen erst einmal eine Matschbirne hat. Aber wenn es ums Ganze geht und jede Entscheidung Konsequenzen für die Gesundheit hat, dann sind fünfundsechzig Prozent Leistungsfähigkeit wirklich wenig. Doch was ist die Alternative: nicht schlafen? Wohl kaum. Und klar: Die Lebensretter trainieren diese Situationen so lange und eingängig, dass die Handgriffe ganz automatisch richtig sitzen. Ein Glück!

Wenn schon der Kopf morgens nicht so richtig will und wir schwerfällig und schusselig umhertapsen wie Pu der Bär, sollten wir wenigstens versuchen, möglichst flott wieder auf Touren zu kommen. Dann dauert die Schlaftrunkenheit wenigstens nicht ganz so lang.

Tageslicht etwa wirkt auf unseren Körper wie ein natürlicher Wecker, da der Wechsel von Dunkel zu Hell unsere Hormone in Schwung bringt. Wer morgens also schwer aus dem Bett kommt, sich aber gleichzeitig völlig im Dunkeln verbarrikadiert, der sollte künftig versuchen, Jalousien einen Spalt offen zu lassen oder von dichten Vorhängen auf solche umstellen, die wenigstens etwas Licht durchlassen. Sobald unser Körper Tageslicht ausgesetzt ist, stellt das Gehirn die Produktion des Schlafhormons Melatonin ein, und wir werden wach. Ist es im Winter auch morgens noch dunkel, kann eine Tageslichtlampe helfen, die, versehen mit einer Zeitschaltuhr, auf möglichst natürlichem Wege beim Aufwachen assistiert. Gerade im Winter sind wir oft antriebslos, kommen morgens schwer in die Gänge und werden nachmittags schon wieder müde. Verdammter Winterblues!

Tages- oder Sonnenlichtlampen unterscheiden sich von ihren leuchtenden Kollegen durch die Zusammensetzung des Lichtspektrums. Dazu gehören Lichtwellen, die wir zwar nicht sehen können, die sich aber dem natürlichen Tageslicht zumindest annähern. Die Folge: Der Stoffwechsel wird angeregt und der Vitamin-D-Haushalt positiv beeinflusst.

Damit wir morgens einigermaßen in Fahrt kommen, braucht unser Körper vor allem auch Energie. Schon ein ausgewogenes Frühstück kann da wahre Wunder wirken. Und es gibt sogar einige Lebensmittel, die uns in der Früh einen zusätzlichen Energieschub verleihen, was nicht nur, aber natürlich vor allem für jene Menschen eine gute Nachricht ist, die das kalte Grausen überkommt, wenn sie an Morgensport nur denken.

Nüsse eignen sich besonders gut als Aufwachhilfe. Sie enthalten B-Vitamine, Omega-3-Fettsäuren und Magnesium. Mit ihrem Genuss vertreiben wir einerseits unsere Müdigkeit, reduzieren aber auch unseren Stresspegel. Wer also einen richtigen Morgenmuffel zu Hause hat oder selbst einer ist, der kann die Gefahr ganz wunderbar mit Studentenfutter bannen. Das schont nicht nur die Nerven des Muffels selbst, sondern auch die seiner Mitmenschen.

Tolle Wachmacher sind auch Bananen. Die Kohlenhydrate der Banane geben uns einen echten Energieschub, und einige darin enthaltene Nährstoffe können vom Körper in das Glückshormon Serotonin umgewandelt werden. Deshalb tanzt wohl auch King Louie, Affenkönig aus dem berühmten »Dschungelbuch«, gerne singend durch die Gegend und sorgt so unter allen Zuhörern für gute Laune: »Ich bin der König im Affenstaat – der größte Klettermax – Spring ohne Hast von Ast zu Ast – das ist für Sportler ein Klacks – Schubidubiduhu, ich wäre gern wie duhuhu.« Den Bananen und dem Serotonin sei Dank.

Wer keine Bananen zum Frühstück mag, der kann alternativ auf Zitrusfrüchte wie zum Beispiel Mandarinen oder auch

Kiwis zurückgreifen. Vitamin C, das all diese Früchte reichlich haben, lässt uns schlagartig erwachen – und sauer macht ja bekanntlich auch lustig.

Und nicht nur Vitamin C, auch dunkle Schokolade macht uns wach und glücklich. Wie bitte, Schokolade zum Frühstück? Ja! Bridget Jones und alle anderen Naschkatzen dürfte diese Vorstellung so richtig in Wallung bringen – und zwar zu Recht. Denn in hundert Gramm dunkler Schokolade sind etwa fünfzig Milligramm Theobromin enthalten. Das ist ein koffeinartiger Pflanzenstoff (weswegen wir, das hatten wir ja bereits festgestellt, abends auch eher keine heiße Schokolade zu uns nehmen sollten) und obendrein noch Baustein des Glückshormons Serotonin. Darüber hinaus sind auch Ingwer oder Weizengras echte Wachmacher – und Peperonis. Die Schärfe der kleinen Dinger regt Stoffwechsel und Kreislauf an. Aber ganz ehrlich: Wollen wir Peperonis zum Frühstück? Dann doch lieber Schokolade – oder Bananen: Schubiduhuhu!

Z Das große Gähnen

»Zum Gähnen langweilig« ist ja so eine Phrase, die wir alle kennen. Aber keine Sorge, wir fallen nun nicht kollektiv in ein Koma. Ganz im Gegenteil – denn nicht nur, dass das Gähnen einfach zum Schlaf dazugehört, das Thema ist auch wesentlich interessanter als sein Ruf. Es stimmt zwar, dass wir auch aus Langeweile manchmal gähnen; die Ursachen, die dazu führen, dass wir unseren Mund weit aufreißen, um ihm einen stummen Schrei zu entlocken, sind allerdings recht zahlreich. Zumindest theoretisch. Denn das Gähnen ist bisher noch nicht so umfangreich erforscht worden wie andere Phänomene des Schlafes und der Müdigkeit. Der Grund dafür ist einfach: Das Gähnen selbst ist aus medizinischer Sicht quasi irrelevant.

Aber es tut sich langsam was in der Gähn-Forschung, die man nicht etwa Gähnologie nennt, sondern Chasmologie, abgeleitet vom altgriechischen Wort »chasma« für »Abgrund«. Im Jahr 2010 fand in Paris der erste internationale Gähnkongress satt. In der Stadt der Liebe versammelten sich Mediziner, Psychologen und Neurowissenschaftler, um sich über ihr absolutes Lieblingsthema auszutauschen: offene Münder und bloßgelegte Gaumenzäpfchen. Das Gähnen wurde zwar bisher von der Forschung sträflich vernachlässigt, aber irgendwer muss ja mal damit anfangen und beispielsweise herausfinden, dass die Mundöffnung eines Durchschnittsgähners circa vier Zentimeter groß ist. Weiter so! Beim nächsten Gähnkongress sind wir gerne alle dabei und lauschen den neuesten Erkenntnissen, die uns hoffentlich die Kinnlade vor Erstaunen runterklappen lassen.

Interessant wäre es auch gewesen zu erfahren, wie oft

sich die Wissenschaftler auf dem Kongress gegenseitig die Gaumen präsentiert haben, denn Gähnen ist definitiv ansteckend. Und das im besten Sinne. Wenn andere gähnen und wir schlagartig mitmachen, dann zeugt das keineswegs von Respektlosigkeit oder anderen negativen Charakterzügen. Ganz im Gegenteil: Es wurde nachgewiesen, dass besonders mitfühlende Menschen gerne mitgähnen, wenn andere damit anfangen. Eine Studie der Universität Pisa zeigt zum Beispiel, dass Gähnen umso ansteckender ist, je stärker wir emotional mit dem Gähnenden verbunden sind. Vom Gähnen eines Familienmitglieds, von Freunden oder unseren Partnern lassen wir uns besonders leicht mitreißen. Aber nicht nur das: Die ansteckende Wirkung überträgt sich sogar auf Tiere. Besonders Hunde stimmen gerne ein, wenn das Herrchen oder Frauchen den Mund sperrangelweit öffnet, was eindeutig für den Ruf vom »besten Freund des Menschen« spricht – und für das Einfühlungsvermögen des kleinen haarigen Rackers obendrein.

Ein häufig zitierter Erklärungsversuch ist bis heute, dass das Gähnen auf Sauerstoffmangel schließen lässt. Durch das kräftige und ausgiebige Ein- und Ausatmen würden wir entsprechend versuchen, diesen Mangel auszugleichen. Allerdings wurde diese Theorie längst widerlegt, obwohl sie sich weiterhin hartnäckig hält. Das Gähnen als urban legend. Sachen gibt's.

Auch die Theorie, dass das Gähnen die Temperatur im Gehirn regulieren würde, ist umstritten. US-amerikanische Psychologen konnten zwar dokumentieren, dass Ratten immer dann gähnten, wenn die Temperatur in ihrem Gehirn anstieg, aber auf den Mensch lassen sich diese Erkenntnisse nicht ohne Weiteres übertragen. Erste Tests zeigen, dass die Gradzahl im menschlichen Gehirn die gleiche bleibt, auch wenn wir genüsslich gähnen. Was aber trotzdem stimmt, ist, dass wir öfter gähnen, wenn die Außentemperatur höher ist als unsere Körpertemperatur. Entsprechend öfter gähnen wir im Hochsommer und seltener im Winter, auch wenn wir das Gefühl haben, dass der Winterblues dazu führt, dass wir die halbe Zeit des Winters mit müdem Gähnen verbringen.

Eine andere Theorie aus der Ethnologie besagt, dass das Gähnen der Stimmungsübertragung in einer Gruppe dient. Die synchronisierten offenen Münder stärken demnach den Zusammenhalt. Es muss nicht zwingend einen physiologischen Grund für das Gähnen geben, es kann eben auch eine soziale Funktion haben. Die Ethnologen jedenfalls konnten belegen, dass das Gähnen für Gruppen offensichtlich so wichtig ist, dass es in fast allen Kulturen eine individuelle Regel für den Umgang mit den offenen Mündern gibt – wie zum Beispiel das Handvorhalten. Das zeugt davon, dass das Gähnen in der Gruppe einen besonderen Status hat.

Weitgehend einig sind sich Forscher immerhin darin, dass das Gähnen beim Wachwerden hilft beziehungsweise dabei, die Aufmerksamkeit zu behalten oder zu erhöhen. Dafür spricht etwa, dass wir häufig in langweiligen Situationen gähnen müssen, aber eben auch in stressigen Momenten, wie vor einer wichtigen Prüfung oder Herausforderung. Übrigens der Grund, warum zum Beispiel Sportler bei Olympia ab und an kurz vor dem entscheidenden Finallauf einmal kräftig in die Kamera gähnen. Und man selbst sitzt zu Hause auf dem Sofa und lässt vor Schreck fast die Chipstüte aus der Hand fallen. Ist dieser Supersprinter etwa müde? Jetzt nur nicht vorschnell reagieren und das Rennen vorab schon als Reinfall brandmarken, denn so ein saftiger Gähner steigert die Aufmerksamkeit. Gähnt der Sportler in die Kamera, dann könnte der Sieger also schon feststehen. Könnte, wohlgemerkt. Denn losrennen und als Erster durchs Ziel schießen muss er natürlich immer noch.

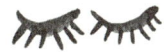

Gut geschlafen ...

... Reinhold Ewald?

Ein Kosmonaut über das Schlafen in der Schwerelosigkeit.

Interview

Na, haben Sie gut geschlafen?
Es war eine gute Nacht. Allerdings nur mithilfe von Nasenspray, denn ich habe Heuschnupfen, und gerade ist wieder Allergiezeit. Ein Problem, das es im Weltraum nicht gibt.

Sie flogen in den Neunzigern das erste Mal in den Weltraum. Wie war Ihre erste Nacht im All?
Erstaunlicherweise habe ich tief und fest geschlafen. Das hätte ich selbst nicht gedacht. Als ich noch auf der Erde war, bin ich davon ausgegangen, dass man in einer ungewohnten Umgebung, in der es so viel Neues zu erkunden gibt, kaum schläft. Schließlich hatte unser Team bei dieser Mission nur drei Wochen Zeit, da ist Schlaf doch das Unwichtigste. Aber wenn man im All ist, muss man so viele Aufgaben meistern, dass man ziemlich ausgebrannt ist. Gerade in den ersten Tagen. Die Arbeiten sind zwar nicht körperlich anstrengend, aber geistig. Und deshalb war ich so erschöpft, dass ich bereits in der ersten Nacht tief geschlafen habe.

Wie darf ich mir ein Astronautenbett vorstellen?

Ein Bett ist es im Grunde nicht, sondern vielmehr ein Schlafsack. Dieser dient als Wärmekokon, dass man nicht zu stark auskühlt. Und er hat noch eine weitere Funktion: Man kann ihn an der Kabine anbinden. So verhindert man, dass die schlafende Person fortgetragen wird. Es soll schon vorgekommen sein, dass ein Kosmonaut in einem Modul einschläft und in einem anderen aufwacht.

Im Weltraum gibt es kein Oben und Unten: Wie liegt man, während man schläft?

Man ist ausgestreckt, aber wo der Kopf sich gerade befindet, das ist völlig egal. Übrigens ein super Gag hier unten auf der Erde: Wenn wir unsere Gäste durch den Nachbau der Raumstation führen, dann sehen sie unter anderem auch den Schlafsack. Diesen haben wir natürlich extra mit dem Kopf nach unten aufgehängt. Das finden die meisten doch recht ungewöhnlich. Aber im All ist diese Position nicht seltsam. Es läuft einem ja kein Blut in den Kopf, sondern zirkuliert ganz normal durch den Körper.

Und wälzt man sich dann schwebend hin und her?

Nein, denn der Körper muss sich nachts nicht umlagern. Die Organe werden in der Schwerelosigkeit nicht gequetscht. Die schweben genauso frei wie der Rest des Körpers. Das ist übrigens ein Gefühl, das man auf der Erde nicht nachempfinden kann. Die Bewegungen in der Schwerelosigkeit kann man ein wenig im Schwimmbad unter Wasser imitieren. Aber das freie Schweben von allem, zum Beispiel auch von Kleidung, die sich um die Haut bewegt, das kann man nicht nachahmen.

Wenn es zu Hause stickig ist, öffnet man ein Fenster. Sicher keine gute Idee im All – wie sorgt man dort für frische Luft im Schlafzimmer?

Diese Aufgabe übernehmen die Ventilatoren, die ständig die verbrauchte Luft wegblasen. Sonst würde sich das Kohlenstoffdioxid der ausgeatmeten Luft um den eigenen Kopf herum ansammeln. Denn anders als auf der Erde steigt warme Luft im All nicht nach oben, sondern bleibt als eine Art Glocke um einen herum. Deshalb braucht es auf der Raumstation immer einen frischen Luftzug.

Wenn man die Erde verlässt, geht die Sonne nicht mehr in einem 24-Stunden-Rhythmus auf und unter. Wie merkt man, dass jetzt Schlafenszeit ist?

Als ich mit der »Mir 97« im All war, umkreisten wir die Erde sechzehnmal in vierundzwanzig Stunden. Das heißt auch, dass die Sonne sechzehnmal auf- und wieder unterging. Da macht es natürlich keinen Sinn, die Schlafenszeit am Sonnenuntergang auszurichten. Das wird anders gelöst: Es gibt an Bord eine gesetzte Zeit. Diese ist identisch mit der Uhrzeit unserer Leute am Boden, die einem mit Rat und Tat zur Seite stehen. Und an dieser Zeit orientiert man sich. Um sechs Uhr morgens ist Tagesbeginn, um achtzehn Uhr Abendessen, und dann ab zweiundzwanzig Uhr Bettruhe. Dann schlafen alle – zur gleichen Zeit.

Kommt es zu Schlafproblemen, wenn es immer wieder hell wird, während man schläft?

Schlafprobleme kenne ich zwar nicht aus eigener Erfahrung, aber die Statistik belegt, dass das durchaus passieren kann. Aber für diesen Fall gibt es an Bord Medikamente, die man auf Rat von Ärzten am Boden einnehmen kann. Ich jedoch hatte Glück und war durch die anstrengende Arbeit abends sehr müde.

Hatten Sie ein persönliches Schlaf-Must-have, wie zum Beispiel das eigene Kissen oder eine Schlafbrille, im All dabei?

Jeder Kollege hat seine eigenen Schlafsitten. Die einen wollten unbedingt einen Gummiriemen um die Brust, um das Gefühl zu haben, dass eine Bettdecke auf einem aufliegt. Andere wollten zum Beispiel den Kopf fixiert haben – sehr individuell. Ich hatte allerdings nichts von alledem. Der Schlafsack, mein persönlicher Kokon, war ausreichend.

Schnarcht man in der Schwerelosigkeit?

Das tut man tatsächlich nicht. Denn wenn der Zungengrund nicht nach unten gezogen wird, und so auch nicht die Luftwege blockiert werden, dann schnarcht man auch nicht. Das ist einer der Vorteile des Schlafes in der Schwerelosigkeit – besonders für die Kollegen an Bord.

Hatten Sie einen besonderen Traum, während Sie im All waren?

Der Aufenthalt an sich war ein Traum! Ich habe schon als Kind viele Science-Fiction-Filme geguckt und mir gewünscht, dass ich auch irgendwann ins All fliegen kann. Dass das in Erfüllung gegangen ist, kann man wirklich als Traum bezeichnen. Ansonsten kann ich mich an keinen Traum erinnern. Dafür habe ich, erschöpft von der Arbeit, viel zu tief und fest geschlafen. Morgens bin ich von der Weck-Sirene an Bord aus dem Tiefschlaf gerissen geworden – und keine Minute vorher. So müde war ich. Allerdings habe ich zurück auf der Erde viel vom Weltall geträumt. Ab und an hatte ich das Gefühl, über dem Bett zu schweben. Aber das ist nach all den Jahren nun vergangen.

Astronaut sein ist sehr anstrengend, und man braucht Pausen, gleichzeitig ist die Zeit im Weltall kostbar – welchen Stellenwert hat Schlaf bei einer Raummission?

Schlaf war besonders bei mir sehr wichtig, da ich medizinische Experimente im All machte. Ich musste mich genau so ernähren, verhalten und im gleichen Rhythmus wach sein oder schlafen wie in den Vorbereitungssitzungen auf der Erde. Denn sonst hätte man die Ergebnisse nicht miteinander vergleichen können. Das war auch der Grund, warum ich mich abends ganz bewusst dazu entschieden habe zu schlafen und nicht die Zeit am Fenster zu verbringen – auch wenn es noch so schön war.

Was hat Sie beim Blick nach draußen denn besonders fasziniert?

Wir hatten wunderbare Nachtflüge in Polarlichtern, wir haben die Kontinente von oben gesehen, Wolkenformationen über den Ozeanen. Da hätte man abends stundenlang aus dem Fenster schauen können. Aber das Pflichtbewusstsein sagte einem: Ein unausgeschlafener Kosmonaut verändert das medizinische Experiment, und deshalb sei mal vernünftig, und ab ins Bett. Das ist eine gute Strategie, denn es ist wissenschaftlich untersucht worden, dass es besser ist, den Kosmonauten zu sagen, dass sie eine bestimmte Zeit schlafen müssen. So kommen die Leute schneller zur Ruhe, als wenn man es ihnen überlässt, wann und wie viel sie schlafen.
Wenn sie die Wahl haben, dann machen sie hier noch ein bisschen was und da noch ein bisschen und vernachlässigen die Regeneration.

Also ist ein Nickerchen im All erlaubt?

Es muss die Arbeit erledigt werden, die gemacht werden muss. Wenn man dabei unkonzentriert ist, weil man sich krampfhaft wach gehalten hat, dann wäre das unsinnig und kontraproduktiv. Deshalb kann man in den Phasen, in denen nichts auf der Timeline steht und auch keine Interaktion mit dem Boden geplant ist, durchaus mal abschalten, ein Schläfchen machen oder Musik hören. Ich hatte eine Kassette mit genau neunzig Minuten Musik dabei. Das ist exakt der Zeitraum, den es dauert, um einmal die Erde zu umfliegen. Mit meiner Musik im Ohr habe ich mir manchmal eine Auszeit genommen, die Augen zugemacht und bin einfach ein bisschen geschwebt.

Vielen Dank für das Gespräch — und gute Nacht.

Nachwort

Sandmann, lieber Sandmann, es ist leider so weit: Unsere traumhafte Reise durch die Welt des Schlafes neigt sich nun dem Ende zu. Zeit für eine Bestandsaufnahme, Zeit, dieses Buch noch einmal Revue passieren zu lassen – und einen Blick zurückzuwerfen darauf, welche Erkenntnisse und Begegnungen wir auf unserer Fahrt im Nachtzug hatten.

Gemeinsam haben wir herausgefunden, ob wir eher der Schlaftyp Eule oder doch eine Lerche sind, wie wir dem nächtlichen Gedankenkarussell ein Schnippchen schlagen und was guten Schlaf fördert: Sport, richtige Ernährung und Dunkelheit. Wir lassen im Schlafzimmer künftig die Finger vom Handy und werfen den Laptop und den Fernseher aus dem Raum. Und wenn wir schon dabei sind, dann verbannen wir auch den viel zu hellen Mond und die Lichtverschmutzung der Stadt hinter die Gardinen unseres Schlafzimmerfensters. Im Anschluss haben wir die besten Voraussetzungen für eine gute Nacht geschaffen, indem wir ein geeignetes Bett, ein passendes Kissen und ein bequemes Outfit – ohne BH – gesucht und gefunden haben. Und auch das Drumherum haben wir uns gemütlich gestaltet: Das Schlafzimmer ist nun auf perfekter Temperatur und ein paar Pflanzen, natürlich nur die richtigen, sind in unseren Wolkenpalast eingezogen.

So gut vorbereitet kann uns niemand mehr davon abhalten, uns in Morpheus' Arme zu kuscheln, entweder alleine oder doch zu zweit oder gar in Gruppen. Wir sind durch die verschiedenen Schlafphasen gewandelt, haben gelernt, wie viel Schlaf wir wirklich brauchen und haben das Nickerchen hochleben lassen. Wir wissen nun, was zu tun ist, wenn eine schwere Entscheidung bevorsteht: Nicht verrückt machen, sondern im wahrsten Sinne des Wortes eine Nacht drüber schlafen.

Irgendwann sind wir auch wieder aufgewacht. Wir haben erfahren, was unser Gehirn beim Munterwerden treibt und den Snooze-Button gedrückt, ausgiebig gegähnt und uns am Ende doch aus den Federn geschält, um gleich Sonne zu tanken und mit einem Frühstück für Power für den Tag zu sorgen. Auch wenn bei der Zubereitung mal etwas danebengeht, weil unser Schlafmützengehirn kurz nach dem Aufwachen noch nicht so recht will.

Schlaf ist der neue Schwanzvergleich. Mit dieser These haben wir begonnen. Nur um ein paar Minuten, vielleicht Stunden produktiver zu sein, bringen wir uns mit voller Absicht um den Schlaf. In unserer Effizienzgesellschaft haben Schlafmützen keinen Platz. Schläfer – so nennt man gar Terroristen, die im Verborgenen operieren. Doch diese Einstellung, diese Herabwürdigung des Schlummers und das ewige Streben nach mehr, bringen uns um ein existenzielles und elementares Erlebnis des Menschseins.

Unser Schlaf scheint selbstverständlich zu sein und ist doch bedroht wie eine seltene Pflanze. Und kaum einer sieht, dass Reichtum nicht immer gleichzusetzen ist mit einer brummenden Wirtschaft und klingelnden Kassen. Vielleicht ist es kostbarer, seinen selbstbestimmten, ganz eigenen (Schlaf-)Rhythmus zu leben. Nicht jeder, der lieber liegen bleibt, verachtet den Reichtum – aber was wertvoll ist, das bestimmen immer noch wir selbst. Nicht die Gesellschaft, nicht irgendein unausgeschlafener Chef. Niemand. Nur wir ganz alleine – wenn wir uns trauen.

Viele faszinierende Facetten des Schlafes haben wir neu entdeckt. Und nun, im Anschluss an die Lektüre dieses Buches, haben wir den Schlaf hoffentlich wieder lieben gelernt und können endlich wieder anfangen, ihn zu zelebrieren. Ein kleiner, erster Schritt zu einem Umbruch, das sollen diese Seiten sein. Es muss kein spektakulärer, wütender und krawalliger Umsturz sein, sondern vielmehr ein stiller, sinnlicher Protest, der für die wohltuende Ruhe demonstriert, dafür, sie zu achten und in unserer hektischen Zeit ausreichend Platz für Pausen zu schaffen. Traumtänzer, Sandmänner und Schlafmützen, versammelt euch und pennt um euer Leben!

Künftig wollen wir schlafen, wie wir auch Schokolade essen. Es gibt immer eine müde Ausrede, um heute, wirklich nur heute, etwas später ins Bett zu gehen. Nur noch fix diese E-Mail beantworten, kurz noch eine Wäsche in die Trommel geben, noch eine Folge der Lieblingsserie gucken. Würden wir genauso handeln, wenn es nicht um Schlaf, sondern um ein Stückchen unserer Lieblingsschoki gehen würde? Wahrscheinlich nicht. Denn die landet sofort im Mund, wenn uns danach ist. Mit dem Schlaf machen wir es künftig bitte schön genauso.

Hören wir auf mit dem Kürzen, Verschieben und Hinauszögern – bis im schlimmsten Fall der Körper rebelliert. Ja, auf die Schoki kann man auch mal verzichten, aber ohne unseren geliebten und wichtigen Schlaf, unsere allnächtliche Nascherei, gehen wir irgendwann vor die Hunde. Was uns guttut, das nehmen wir uns: heute und nicht erst morgen oder übermorgen, nicht ein bisschen, sondern genau so viel, wie wir wollen und brauchen.

Mag sein, dass der eifrige Kollege schon viel früher im Büro ist als wir. Mag sein, dass die Gesellschaft Leistung predigt und Ruhe verteufelt. Aber, liebe Schlafmützen, wir lassen uns nicht mehr reinreden. Wir lassen uns von niemandem mehr diktieren, wie unser Schlaf-Wach-Rhythmus zu ticken hat. Denn wir selbst müssen herausfinden und festlegen, was am besten für uns ist.

Und dann genießen wir – und zwar so richtig und in vollen (Nacht-)Zügen. Wir lassen uns den süßen Schlummer schmecken, als wäre er die cremigste, leckerste, wunderbarste Schokolade der Welt. In diesem Sinne: Ab ins Bett! Und eine gute Nacht...

Danke an...

Und nun möchte ich noch all den Traumfrauen und Traummännern danken, die die Entstehung dieses Buches zu einer wunderbaren Reise gemacht haben.

Zunächst ein dickes Dankeschön an den Goldmann-Verlag, in dem lauter ausgeschlafene Geister am Gelingen dieses Projektes beteiligt waren. Dass ihr jemandem die Chance gebt, ein Buch zu schreiben, der am liebsten nur herumliegt und pennt, finde ich sehr mutig – und mutig ist gut.

Das Ergebnis bekam dann meine Lektorin Doreen zu lesen, und sie hat sofort jeden Fauxpas ausgebügelt. Herzlichen Dank für deinen unermüdlichen Einsatz und die Geduld, wenn ich dir mal wieder Löcher in den Bauch gefragt habe.

Vielen Dank an alle Menschen, die mir mit offenen Ohren, hilfreichen Tipps und motivierenden Worten weitergeholfen haben. Besonders an meinen Agenten Klaus.

Danke an die Schlafmützen meines Herzens: liebe Mama, lieber Papa und natürlich mein Bruderherz (oh, du wirst es hassen, dass ich dich so nenne!), dass ihr meine irrsinnigen Pläne immer mit Humor nehmt und mich stets ermutigt weiterzumachen. Danke auch an Ben, der jedes einzelne Wort dieses Buches kritisch beäugt und in feinster Sandmann-Manier jeden meiner Gefühlsausbrüche – egal ob Verzweiflung oder Freude – mit viel Ruhe hingenommen hat.

Mein Dank gilt auch allen Interviewpartnern:

Dr. rer.nat. Reinhold Ewald
ist Professor am Institut für Raumfahrtsysteme der Universität Stuttgart und nahm an der zweiten deutsch-russischen Mission MIR '97 teil.

DJ Hell
ist ein DJ, Produzent und Verleger elektronischer Musik sowie Gründer und Inhaber von »International Deejay Gigolos«, einem Musiklabel für Elektronische Musik.

Heiko Kunert
ist Diplom-Politologe und Geschäftsführer des Blinden- und Sehbehindertenvereins Hamburg e.V.

Dr. Erika Oehring
ist Kunsthistorikerin und Ausstellungskuratorin an der Residenzgalerie Salzburg/Domquartier.

Simon Rausch
ist Gründer der School of Oneironautics, Autor des Buches »Oneironaut – Das Klartraum-Praxishandbuch« und gibt Klartraum-Seminare.

Professor Dr. Till Roenneberg
ist Professor am Institut für Medizinische Psychologie an der Ludwig-Maximilians-Universität München und »President of the World Federation of Societies of Chronobiology«.

Olf Stoiber
ist Hypnotiseur, Therapeut mit eigener Praxis in München und 1. Vorsitzender des Deutschen Verbands für Hypnose e.V.

Jens Wawrczeck
ist die deutsche Synchronstimme von Peter Shaw aus der Hörspielreihe »Die drei ???« und arbeitet außerdem als Hörbuch- und Synchronregisseur, als Sänger, Autor und Übersetzer.

Dr. Hans Günter Weeß
ist Leiter des Schlafzentrums am Pfalzklinikum Klingenmünster und ist Vorstandsmitglied der »Deutschen Gesellschaft für Schlafforschung und Schlafmedizin«.

Wichtige Quellen

Arnu, Titus: Krisengebiet Doppelbett. Süddeutsche Zeitung. Online unter: http://www.sueddeutsche.de/leben/schlaf-gewohnheiten-krisengebiet-doppelbett-1.2195906, letzter Zugriff am 03.06.2017.

Bedrosian, Tracy; Zachary Weil; Randy Nelson: Chronic dim light at night provokes reversible depression-like phenotype: possible role for TNF. Molecular Psychiatry, 2013.

Bos, Maarten; Amy Cuddy: A Counter-Intuitive Approach to Making Complex Decisions. Harvard Business Review, 2011.

Brand, Serge et.al.: Dream Recall and Its Relationship to Sleep, Perceived Stress, and Creativity Among Adolescents. Journal of Adolescent Health, 2011.

Cajochen, Christian et.al.: Evidence that the Lunar Cycle Influences Human Sleep. Current Biology, 2013.

Colten, Harvey; Bruce Altevogt: Sleep Disorders and Sleep Deprivation: An Unmet Public Health Problem. National Academies Press, 2006.

Crönlein, Tatjana; Wolfgang Galetke; Peter Young: Schlafmedizin 1x1: Praxisorientiertes Basiswissen. Springer Verlag

Dunkell, Samuel: Sleep Positions: The Night Language of the Body. Penguin Group

Efe, Demet: Einfluss des Schlafes auf den Impferfolg nach Hepatitis-A-Impfung. Universität zu Lübeck

Ekirch, Roger: In der Stunde der Nacht: Eine Geschichte der Dunkelheit. Lübbe Verlag

Fiedler, Matthias: Training für die Nacht. Der Spiegel, 2017.

Gringras, Paul et al.: Bigger, Brighter, Bluer – Better? Current

Light-Emitting Devices – Adverse Sleep Properties and Preventative Strategies. Frontiers in Public Health, 2015.

Harbig, Christine: Länge eines Gens unterscheidet Frühaufsteher und Morgenmuffel. Bild der Wissenschaft. Online unter: http://www.wissenschaft.de/home/-/journal_con tent/56/12054/1151590/, letzter Zugriff am 27.05.2017.

Hobson, John Allan: Schlaf: Gehirnaktivität im Ruhezustand. Lübbe Verlag

Hürter, Tobias: Die Dramaturgie der Nacht. Zeit Online. Online unter: http://www.zeit.de/zeit-wissen/2011/03/Dossier-Schlafen-Dramaturgie, letzter Zugriff am 30.05.2017.

Kasper, Siegfried; Hans-Jürgen Möller: Herbst-/Winterdepression und Lichttherapie. Springer Verlag

Lewis, Penelope: The Secret World of Sleep: The Surprising Science of the Mind at Rest. St. Martin's Press

Mau, Marcus: Gesunder Schlaf: Die wichtigsten Fragen und Antworten. Verlag Wissen-Kompakt GmbH.

Max Grundig Klink: Warum Führungskräfte schlecht schlafen. Online unter: http://www.max-grundig-klinik.de/fileadmin/user_upload/MGK_Presseinformation_04042016.pdf, letzter Zugriff am 03.05.2017.

Max-Planck-Gesellschaft: Beeinflusst der Mond unseren Schlaf? Online unter: https://www.mpg.de/8271794/schlaf_vollmond, letzter Zugriff am 15.05.2017.

Mednick, Sara: Take a Nap! Change Your Life. The Scientific Plan to Make You Smarter, Healthier, More Productive. Workman Publishing

Meili, Matthias: Ist er voll, sind wir wach. Tagesanzeiger. Online unter: http://www.tagesanzeiger.ch/wissen/Ist-er-voll-sind-wir-wach/story/31858327, letzter Zugriff am 15.05.2017

Meier, Karlheinz: Computer nach dem Vorbild des Gehirns? Universität Heidelberg. Online unter: http://www.uni-heidelberg.de/presse/ruca/ruca07-1/vorbild.html, letzter Zugriff 08.07.2017.

National Sleep Foundation: 2013 International Bedroom Poll First to Explore Sleep Differences among Six Countries. Online unter: https://sleepfoundation.org/media-center/press-release/national-sleep-foundation-2013-international-bedroom-poll, letzter Zugriff 07.06.2016

Rock, Andrea: The Mind at Night: The New Science of How and Why We Dream. Basic Books

Roenneberg, Till: Wie wir ticken: Die Bedeutung der Chronobiologie für unser Leben. Dumont Verlag

Rosenblatt, Paul: Two in Bed: the Social System of Couple Bed Sharing. State University of New York Press.

Rouillon, Jean Denis: Faktoren der morphologischen Entwicklung des Busens nach Aussetzen des Büstenhalter-Tragens. Universitätsklinikum von Besançon.

Ruby, Perrine et.al.: Resting Brain Activity Varies with Dream Recall Frequency Between Subjects. Neuropsychopharmacology, 2014

Spork, Peter: Wake up! Aufbruch in eine ausgeschlafene Gesellschaft. Hanser Verlag

Stoessel, Marleen: »Schlaf, du Ruhe der Welt«: Von der Nachtseite unseres Daseins. Deutschlandfunk. Online unter: http://www.deutschlandfunk.de/schlaf-du-ruhe-der-welt.1184.de.html?dram:article_id=210076, letzter Zugriff am 28.05.2017.

Sundelin, Tina; Mats Lekander; Kimmo Sorjonen; John Axelsson: Negative effects of restricted sleep on facial appearance and social appeal. The royal society publishing, 2017.

Textilwirtschaft: Kundenmonitor Nachtwäsche.

Weeß, Hans Günter: Die schlaflose Gesellschaft: Wege zu erholsamem Schlaf und mehr Leistungsvermögen. Schattauer Verlag

Wertz, Adam et. al: Effects of Sleep Inertia on Cognition. JAMA: The Journal of the American Medical Association, 2006.

Wiegand, Michael: Der normale Schlaf und seine Variationen. Schlafmedizinisches Zentrum München. Online unter: https://www.schlafzentrum.med.tum.de/index.php/page/normaler-schlaf, letzter Zugriff am 02.06.2017

Wolverton, Bill; Anne Johnson; Keith Bounds: Interior Landscape Plants for Indoor Air Pollution Abatement. Nasa

Wood, Patti: What does your sleep position say about your relationship? Online unter: http://pattiwood.net/uploads/sleep_position-relationship.pdf, letzter Zugriff am 02.06.2017.

Zulley, Jürgen; Barbara Knab: Die kleine Schlafschule: Wege zum guten Schlaf. Mabuse-Verlag.